雑食動物のジレンマ

ある4つの食事の自然史

［下］

Michael Pollan
マイケル・ポーラン
ラッセル秀子 訳

The Omnivore's Dilemma
A Natural History of Four Meals

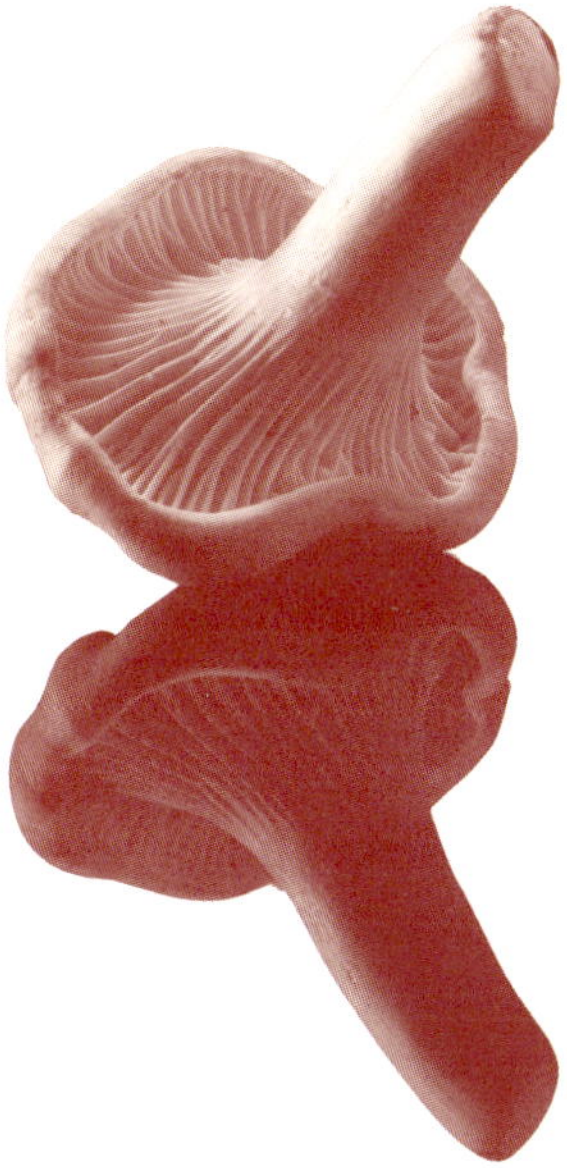

東洋経済新報社

Original Title

THE OMNIVORE'S DILEMMA

by Michael Pollan

Japanese translation published by arrangement
with The Penguin Press, a member of Penguin Group (USA) Inc.
through The English Agency (Japan) Ltd.

雑食動物のジレンマ（下）＊目次

◆上巻目次◆

雑食動物のジレンマ（下）

第12章　自家処理——ガラス張りの処理場

水曜日

さて今日は、ほとばしる命の喜びが味わえる日ではなさそうだ。鶏を処理する日——婉曲的な表現をやめてしまえば、鶏を殺す日なのだから。

太陽が草に、草が牛に、牛が鶏に、そして鶏が人間に食を与える素晴らしく美しい食物連鎖には、あまり美しいと思う人はいないはずの、ある避けられない鎖の環がひとつある。それは、サルトン家の後ろにある屋外式の鶏処理場だ。ここでは一カ月に六回、午前中の長い時間をかけて数百羽の鶏が殺され、温水処理され、羽がむしられ、内臓がとられる。

避けられないと書いたが、もちろん私たちの多くや、家畜を育てる農家の大半も、それについてはなるべく考えないようにしているし、直接関係しないようにしている。ラルフ・ワルド・エマソンはこう書いている。「処理場がはるか遠く上品に、慎重に隠されていたとしても、いま食事をしたあなたは、処理場の共犯者なのだ」

私たちが食べる動物の処理は、ふつうは高い塀の向こうの見えないところで行われる。ところがここは違う。ジョエルは、鶏をここで自家処理するというやり方を曲げない。政府から許可が下りさえすれば、牛や豚もここで処理をすることだろう（古くからの免除事項として、農家は数千羽の鶏を自家処理することが許可されている。一方、ほかの家畜の大部分は、州政府または連邦政府によって検査が行われる施設で処理されなければならない）。ジョエルが自家処理をするのには、経済的、生態学的、政治的、倫理的、さらに宗教的な理由がある。「うちでやってる鶏の処理方法は、私の世界観の延長なんだ」初めて会ったとき、ジョエルはそう話していた。そしてこの日の昼頃には、私にもその意味がわかることになる。

この水曜日の朝、私は何とか時間通り――正確には午前五時半――に起きて、朝の作業が全部終わってしまう前に手伝うことができた。この日の作業は、鶏の水と餌やりと移動だけでなく、朝食が終わり次第処理する予定の三〇〇羽の鶏をつかまえて、クレートに詰めなければならない。ダニエルが鶏を入れるクレートを持って来るまで、私は鶏舎を動かす作業をするピーターを手伝った。この作業には二人の人間が必要だ。まず一人が鶏舎の後ろ側から特別仕様の幅広の台車を滑り込ませ（鶏舎を持ち上げて台車に載せることになる）、もう一人は前部にある輪状のひもを引っ張り、鶏舎をゆっくりと新しい草地に動かす。鶏たちはこの毎日の手順に慣れており、ゆっくり動く家と歩調をそろえて小走りに進む。鶏舎は見た目よりずっと重く、平らとはいえない草地の上で一メートル弱ずらすのに、精一杯の力を出さなければ動かなかった。ジョエルの話しぶりを聞き、見習いたちの作業の様子を見た限りでは、鶏を動かすのは簡単そうだったが、現実は違ったようだ。まあ、私が一九歳の見習いたちの年をとうに過ぎていることも関係あるのかもしれないが。

しばらくして、トラクターに乗ったダニエルが、プラスチックのクレートを山積みにした台車を引っ張ってやって来た。ある運命が目前に迫った鶏たちがいる各鶏舎の前に、四つずつクレートを重ねて、ダニエルと私は鶏をつかまえにかかった。鶏舎の屋根をあけてから、つかまえやすいようにとダニエルはベニヤ板のパドルで鶏を隅に追い詰めた。手を伸ばして、ばたばたと暴れる鶏の足を一本だけつかむ。逆さまになって鶏が落ち着いたところで、ダニエルは慣れた様子で鶏を逆さまのまま右手から左手に手際よく持ち替え、もう一羽つかむために右手をあけた。私はクレートをあけ、ダニエルは片手に五羽の鶏をつかまえたあと、鶏をなかに押し込んだ。この調子で、一分弱に一〇羽のペースで鶏をクレートに入れた。

「さあ、どうぞ」ダニエルは、鶏舎に残っている追い詰められた羽のかたまりの方を見てうなずいてみせた。彼が見せてくれた鶏のつかみ方と逆さまにぶら下げるやり方は、不必要に乱暴なように見えた。鶏の脚はまるで鉛筆のようにか細く、いまにも折れてしまいそうではないか。けれども優しくつかもうとすると、鶏はよけいにばたばたと暴れ、私は手を放さなければならなかった。どうやらこのやり方ではうまくいかないらしい。仕方なく私は、ばたつくそのかたまりに手を伸ばし、片手で足を一本やみくもにつかんで鶏を逆さまにした。鶏はそれでも平気らしい。右手に持ち替え（私は左利きなのだ）、二羽目、三羽目、そして五羽目の足をつかむと、右手に白い大きなポンポンのような羽根のかたまりを持っているような案配になった。ダニエルがあけてくれたクレートのなかに、私は白いポンポンを押し入れた。三〇〇羽の鶏をつかまえるのに、もっと人道的な方法があるのかわからないが、なるべく素早くすませることが、関係者すべてにとっていちばんいいやり方のようだ。

朝の食卓（ポリフェイス農場産のスクランブルエッグとベーコンだ）につく前に、ダニエルは湯漬槽のガスを点火した。作業を始める前に、なかの水を六〇度の湯に沸かさなければならない。朝食のとき、「自家処理を行うことは、この農場だけでなく、地域の持続可能な食物連鎖を再構築するためにも大切なんだ」とジョエルは教えてくれた。彼の説明によれば、これから私たちがやろうとしている、裏庭でたくさんの鶏を殺すということは、政治的な行動なのだ。

「農務省（USDA）のお役人は、ここの作業を見ると腰を抜かしそうになるんだよ」ジョエルは嬉しそうにいう。「処理場をひと目見て、どうすればいいのか途方に暮れるんだ。処理施設は作業シフトの間に洗える、不浸透性の白い壁がなきゃいけない、ドアと窓には全部網戸がなきゃいけない、と規則を読んで聞かせてくれるんだけど、いや、うちにはドアや窓どころか壁なんかまったくないし、最高の消毒方法は新鮮な空気と太陽なんですからっていうと、お役人はますます頭を抱えるんだ」

ジョエルは、現行の食品安全規制は画一的で、巨大な処理場に対する規制をそのまま考えなしに小規模農家に適用させようとするものだという。

「うちで育てた牛のTボーンステーキ肉を隣の家に売る前に、いくつもの許可証が貼ってあるような一〇〇万ドル規模の処理場に送らなきゃならないんだ」

たとえば政府レベルの規則では、食肉処理施設は農務省の検査官専用のトイレがなければならないという。そのような規則では、巨大な工業的精肉企業が得をする。それは、毎年処理する何百万頭もの動物から、規則に従うためのコストを払えるからだ。その犠牲になるのは、ポリフェイス農場のような職人的な農場だ。

ポリフェイス農場が、ここで育つ鶏の肉はスーパーマーケットの鶏肉より細菌の数が少ないと証明できても、検査官は満足しない（ジョエルは両方を第三者機関の研究所で検査させている）。農務省の規制では、どんな施設やシステムが許可できるのか細かく規定されているが、食物系の病原菌の許容量は規定されていないのだ（そのためには基準に満たない業者の肉をリコールすることが必要になるが、不思議なことに農務省にはその権限がない）。

「うちの鶏肉にはどんな検査をしてもらってもかまわないんだよ。サルモネラでも、リステリアでも、カンピロバクターでも。ところが農務省は許容量を規定しようとしないってわけだ！」

朝の食卓を囲む会話としては、まったくふさわしくない話題だが、ジョエルは一度政府について話し出すと、なかなか止まらない。

「目指すところが何なのかはっきりいってくれれば、こっちもやり方を考えるさ」

さて問題の処理場は、コンクリートの板の上につくられた戸外キッチンのようにも見える。ニセアカシアの柱に金属板の屋根がのっていて、天候（全部ではないが）から守っている。ステンレス製の流し台とカウンター、湯漬槽、脱羽機、いくつかの漏斗《ろうと》状の金属容器がU字型に並んでいる。鶏はこの容器に入れられて殺され、血を抜かれる。このような戸外主義の処理場を見て、農務省の検査官がいきり立つのも不思議はない。

「いいかい、うちは役人と戦争中なんだ。やつらはうちの農場をつぶそうって魂胆なんだから」

この件について、ジョエルは少し誇大妄想気味なのではないか、と私は思った。牧歌的な風景とは、いつでも悪意を持った外界に脅かされていると感じるものだ。この農場では、その役割は政府と巨大な食品加工企業が演じている。そして政府はそのような企業の利害をとりはからっている。政府の検査官はこの処理場を何度も閉鎖させようとしたが、そのたびに何とか食い止めたのだとジョエルはいう。

どうやら朝っぱらから例の本格的なポピュリズム的熱弁を聞くことになりそうだ。

「農務省はグローバル大企業に利用されて、あらゆる意味で汚されていない食べ物を推進するクリーンフード運動を邪魔しようと目論んでいる。最大手の精肉企業以外は全部つぶすのが目的だ。バイオセキュリティって大義名分にかこつけてね。政府のどんな調査でも、食品の生産・加工の集約化と遠距離輸送が、食物感染が流行る原因だってわかってるんだ。それなら、やめりゃいいじゃないかと思うだろう。特にニューヨークの同時多発テロのあとは。ところが政府はその代わりに、食品に全部放射線をあてようってわけだ」

朝食が終わる頃、車が数台やってきた。ジョエルの『牧草育ちの鶏で得する方法』を読んで飼いはじめた鶏の処理方法を学びに来た、バージニア州南部の女性二人。それから鶏の処理日に手伝いに来る近所の人たちだ。ジョエルは前に、近所の人が仕事を手伝ってくれるということは、持続可能性の真の証拠だと話していた。社会的、経済的、環境的に、適切な規模で運営しているということなのだと。

「それが一〇万羽も鶏を育てたりしない、もうひとつの理由だよ。それだけの土地が足りないだけじゃなくて、地域社会って面でも足りなくなる。週に六日は処理作業をすることになるから、大手企業がやるように、たくさん移民労働者を連れて来なきゃならない。鶏の内臓をとる作業を毎日やりたいっていうやつは、このあたりにはいないからね。だから規模を考えることが大切なんだ」

やって来た人たちは少しの間世間話をしたあと、それぞれの持ち場についた。私はダニエルを手伝うことにした。ダニエルは最初の作業の担当者で、いわば執行人だ。なぜ彼を手伝うことにしたのかといえば、実は私はずっとこの日が来るのを恐れていたからだ。だから逆に、さっさと終わらせてしまいたかった。別に、鶏を殺せと誰かに強要されたわけではない。でも私は、それがどんな作業なのか、自分にできるのかどうか、知りたかった。食物連鎖について知れば知るほど、そのすべての要素を直視したいという思いが強くなったのだ。私は当時も現在も、肉を食べる人間だ。そして肉を食べるのなら、少なくとも一生に一度は、肉食という行為に必要な動物を殺すという行為に、直接の責任を負う必要があると感じたのだ。

私は漏斗状の容器の近くの隅に鶏の入ったクレートを何個か重ね、ダニエルがナイフを研いでいる間に、クレートから鶏を一羽つかんで頭から容器に入れた。容器の底には、ちょうど鶏の頭だけ出るような大きさの穴がある。いちばん大変だったのは騒ぎ立てる鶏をクレートからつかみ出すことで、いったん容器にすっぽり入れられてしまうと、鶏は羽根をばたつかせることができずに静かになった。八個の容器すべてに鶏が入れられた。ダニエルは容器の下に手を伸ばし、親指と人差し指で鶏の頭をつかんで抑え、静かに四五度ひねり、気管の横の動脈をナイフでさっと切った。切り口から血が吹き出て、脈打つようにややリズミカルに下にある金属製の樋《とい》に落ちていく。血はそこからバケツに流れるようになっている。首を完全に切ってはいけない。切るのは動脈だけだ。ダニエルはそう教えてくれる。そうすれば心臓が動き続けるから、血を外に出し続けてくれるのだと。容器のなかで鶏の体はぴくぴくと震え、黄色い脚が踊るように痙攣《けいれん》した。

嫌な光景だった。痙攣はただの反射だと、私は自分に言い聞かせた。それはおそらく本当にただの反射なのだろうし、順番を待つ鶏は目の前の容器のなかで何が行われているのか、まったく理解していないはずだ。それに喉《のど》が切られたあとの苦しみは、ほんの一瞬なのだ。――だが痙攣は、何分も、何分も、続いた。

鶏たちはダニエルの手についた血の臭いに感づいているだろうか。ナイフが何かわかっているのだろうか。私には知る由もないが、待っている鶏たちは特に慌てる様子もない。それを見て、私は少し安心した。それに正直なところ、ゆっくり考える余裕はあまりなかったのだ。この作業も工場で製品を組み立てるような流れ作業だったので（この場合は組み立てというよりは分解作業だが）、体だけでなく頭もそのことだけでいっぱいになってしまうようなリズムにのらなければならなかった。数分もたたないうちに、最初の八羽の血が抜かれ、湯漬槽に移された。次の八羽を用意するようダニエルにいわれ、私は遅れないようにと作業にかかった。

私が容器に鶏を入れ、ダニエルが殺す。これを何度か繰り返したあと、ダニエルはナイフを渡して教えてくれた。親指と人差し指でV字をつくり、鶏の小さな頭をおさえること。動脈がうまく浮き上がるように首をひねって、気管を避けること。頭蓋骨のすぐ下で、手前にナイフを引くこと。私は左利きなので、すべて左右反対に考えなければならず、ひどく時間をとった。鶏の黒い目を見てみたが、ありがたいことにそこには何の感情も見えなかった。一瞬の恐怖さえも。

私は右手で鶏の頭をおさえ、首の左側に刃先を入れた。充分深く切れるだろうか。切り口が浅すぎると、鶏の苦しみを長びかせることになる。けれども心配は無用で、刃先は鋭く、首を覆った白い羽根の上からでもざっくり切れた。白い羽根はたちまち真紅の花が咲いたようになる。がくんとうなだれた鶏の首から離そうとした私の手に、鶏の首から吹き出たあたたかい血がついていた。眼鏡には血の飛沫が飛び、その午前中はずっと視界に小さな曇った赤い汚れがついたままだった。「合格」とダニエルは褒《ほ》めてくれ、眼鏡についた血の痕《あと》を見ると、「処理の第一のルールは、唇に何かついたなと思っても絶対なめないことです」と笑顔で念を押した。ダニエルは一〇歳の頃から鶏の処理をしていて、別に嫌がっている様子もない。

ダニエルは次の容器の方を指した。まだ終わりではなかったようだ。結局、次の持ち場に移るまで、私は計一〇羽以上の鶏を殺した。一、二度深く切りすぎて、頭を切り落としそうにはなったが、かなり腕はあがったと思う。しばらくすると不安感が作業のリズムにとって代わり、テクニック以外は何も考えずに殺すことができた。それが日常業務のように思えるほどどこの作業をしたわけではないが、まるで何か機械的な作業をしているような気分になった。そしてその気分は、ほかの何よりも気がかりなものだった。特にまわりの人が何も気にしないような状況では、それがどんな行為でも何とあっという間に慣れてしまうことだろう。いってみれば、鶏を殺す作業でいちばん倫理的に問題だったのは、時間がたつとそれはもう、倫理的に問題だと感じなくなったことだ。

次の湯漬槽では数羽しか処理できないので、少し待たなければならなくなった。私は休憩をとりに少し持ち場を離れた。ジョエルが背中を叩いてねぎらってくれた。「これは毎日やりたい仕事じゃないな」と私はいった。

「誰だって毎日やるような仕事じゃない。だから聖書では神父がくじを引いて儀式用の処理の順番を決めていただろう。毎月交代制でね。処理という仕事は、毎日続けたら、人から人間らしさを奪ってしまう仕事なんだ」

食肉処理場を多数設計した動物学者テンプル・グランディンは、「処理場で常勤する作業員が加虐的になってしまうケースは珍しくない」と書いている。「一カ月に数回だけの作業なら、それがどんな作業なのかじっくり考えられるんだ。そしてできるだけ注意を払って、人道的にやることができる」そうジョエルはいう。

処理はもう充分経験したので、休憩のあとは違う持ち場につくことにした。放血され死んだ鶏は、ダニエルが脚をつかんでゲイレンに渡す。ゲイレンはそれを湯漬槽に入れる。それは水槽に動く棚がついており、鶏を湯につける仕組みで、羽根を抜けやすくするのだ。湯漬槽からあがってきた鶏はぐっしょりと濡れ、ますます死骸的な様相を呈し、くちばしと脚のついた濡れ雑巾のようだ。お次は羽根をむしる脱羽機だ。これは上にふたのある洗濯機に似たステンレス製のドラム缶型の機械で、なかには黒いゴムの突起がたくさん指のように突き出ている。このなかに鶏を入れて高速で回転させると、鶏の体はさんざん突起物に打ちのめされ、羽根がむしられる。数分もたつと、スーパーで見かけるような丸裸の鶏が出てくる。この瞬間から鶏は動物の死骸ではなく食べ物に見えてくる。

ピーターが脱羽機から鶏を引き出し、頭をもぎとり脚を切ってから、ゲイレンが内臓を摘出する。私はゲイレンの持ち場に行った。体のどの部分を切ればいいのか、そして皮がなるべく破れないようにその切り口に手を入れて、生あたたかい内臓を引き出すとき、消化器を傷つけないようにするにはどうすればいいのか、ゲイレンは教えてくれた。それから、ステンレス製のカウンターにぶちまけられた内臓の名称も。食道、砂嚢《さのう》、胆嚢《たんのう》（穴をあけないように気をつけなければいけない）、肝臓、心臓、肺、小腸に大腸（これも注意が必要だ）。売り物になるのはどれか、足もとのゴミバケツ行きはどれか。

様々なエレクトリックカラーを帯びた内臓はきらきらと輝き、意外にも美しかった。鉄のような青みのある心臓の横紋筋。なめらかなミルクチョコレート色をした肝臓。濁ったカラシ色の胆嚢。砂嚢には特に目を惹《ひ》かれた。砂嚢は鶏が飲み込んだ砂粒があり、食道を通った食べ物がくだかれる、胃のような器官だ。ぎっしりとしたかたさのあるそれを切ってみると、なかには小さな砂や石と、アコーディオンのようにたたまれた明るい緑色の草があった。虫はどれだかわからなかったが、この砂嚢の中身は、草が肉になるというポリフェイス農場の食物連鎖を要約している。

内臓摘出の作業はどうも上達しなかった。不器用にも切り口を破ってどうしようもないほど広げてしまい、鶏はぼろぼろの様相を呈した。間違えて胆嚢を破ってしまい、薄黄色の胆汁がこぼれ出て、鶏の死骸からきれいに流し落とさなければならなかった。「数千羽もやってみれば、かなりうまくなるか、もうやめるかのどちらかでしょうね」私がまた一羽、滅茶苦茶にしてしまったあと、ゲイレンは淡々といった。ゲイレンは明らかにかなりうまくなった口で、この作業をいとわずにやっているようだ。

処理場の皆は雑談をしながらそれぞれの作業をしていた。その昔、納屋の棟上げや一一月のトウモロコシの皮むきの時期には、きっとこんな形で人が集まっていたのだろう。いつもは一人で仕事をしていても、このような集まりでは、何か作業をしながらほかの人に会う機会になる。決してきれいで気持ちのいい作業ではなかったが、話はできるし、退屈したり体が痛くなるほど長時間やっているわけではない。昼前にはかなりの成果が出た。それは一人で作業をするよりもよほど大きな成果で、氷水が入った大きな金属製の水槽に三〇〇羽ほどの鶏が浮かぶまで、三時間もかからなかった。コッコッと鳴き声をたてていた鶏が、オーブンで丸焼きできるような鶏肉になるまで、つまりは漏斗状の容器のなかから最後の水槽に行き着くまで、およそ一〇分といったところだろう。

テーブルから血をぬぐいとり、ホースで床に水を撒《ま》いて掃除をしていると、商品を買いに来たお客さんが現れた。そしてこのとき、屋外の処理場の持つ強力な倫理的意義が私にもわかりかけてきた。客は、鶏の処理日には昼過ぎに来た方がいいということを知っているが、もっと早くから来て自分の夕食になる鶏が処理されるところを見たければ、それを邪魔するものは何もない。事実、客の見学はいつでも歓迎で、見学に来る人もときどきいる。農務省のどんな規則や規制より、これは、自分が買う肉は、人道的に、清潔に処理されたということを保証する透明性なのだ。

信頼性は規制できないとは、ジョエルのお得意のせりふだ。本当の意味で純正な責任というのは、生産者と消費者との関係、それから農場に来て、いろいろなものを見たり臭いを嗅いでみることのできる自由から来るのだと。

「ここでどんなやり方をしているか見た人が、うちの食品を買いたいとしたら、それは政府が干渉するべきことじゃない」

新鮮な空気や日光と同じように、透明性こそが、どんな規則や技術よりも優れた消毒薬だとジョエルは考えているのだ。それは大きな魅力のある考え方だ。すべての食肉処理場や畜産場の壁が、この農場のように透明だとしたらどうだろう。屋外式ではないにしても、壁がガラス張りだったとしたら。そうすれば高い塀の向こうにある、残酷さ、無頓着さ、汚さは、なくなるのではないか。

客は水槽から鶏肉をとり出して、自分で袋に入れる。そのあと、作業場の隣の一角で秤にかける（客が鶏肉を自分で袋に入れれば、加工・処理済みの食品を買っているのではないという建前が守られることになる。農業用地で加工・処理済み食品を売るのは違法なのだ。けれどもこの方法なら、生の鶏を買うことになり、処理と内臓摘出はあくまでもポリフェイス農場のサービスということになる)。鶏肉の値段は、一ポンドあたり二ドル五セントだ。スーパーの鶏肉は一ドル二九セント。割増分をなるべく少なくすることも、農場で処理する理由のひとつだ。ハリソンバーグ市の精肉工場まで牛と豚を持ち込めば、ポリフェイス農場の牛肉や豚肉は一ポンドあたり一ドル、ハムやベーコンは二ドルほど高くつく。

ハムやベーコンは、農場で燻《いぶ》してはならないという規則がある。肉を燻すのは製造とみなされるからだと説明するジョエル自身も、怒りで燻っているようだ。製造を農業用地で行うのは違法なのだ。農場の肉の処理・加工や販売を禁じる政府の袋小路的規制から農家が免除されれば、クリーンフードはスーパーの食品に競合できるはずだと、ジョエルは確信している。地域に根付いた持続可能な食物連鎖づくりを阻む唯一最大の障害は、この規制であり、まさに私たちの自由が危険にさらされているのだと。

「どんな宗教を信じるのか、政府は指図できない。それなら、どんな食べ物を買うかってことを、なぜ政府に指図されなきゃならないんだ」

豚を育てた農家から豚肉の切り身を直接買えるような食べ物の自由も、憲法で保障されるべき人権だというのが、ジョエルの持論だ。

ジョエルの妻テレサは、支払いをすませる客と話しながら、冷蔵庫から卵を、大型冷凍庫からロースト用肉を持って来るように、ダニエルやレイチェルにときどきいいつけている。ゲイレンと私は、鶏の廃物を堆肥《たいひ》にするジョエルを手伝った。これは、この農場やどんな場所でも、いちばん不快な作業だろう。だがポリフェイス農場では、ジョエル本人がいうように、鶏の内臓をどう扱うかも、彼の世界観の延長なのだということがわかった。

ジョエルは道の向こうにある大きな木くずの山にトラクターで向かった。ゲイレンと私は、鶏の血や内臓や羽根が入った二〇リットル容量のバケツをいくつも処理場から堆肥置き場に運んだ。堆肥置き場はジョエルの家のすぐ横にある。蒸し暑さが増すなかで、発酵する鶏の廃物が入った木くずの山は、ひどい悪臭を発していた。それまでも堆肥の異臭は嗅いだことがあるが、この堆肥はまるで——そう、その中身そのものの臭い——腐った肉の臭いがする。なかなか寝つけなかった最初の夜、ときどき漂ってきたのはこの臭いだったらしい。

堆肥の山の横に、ジョエルは数立方メートル分の新しい木くずをどさっと落とした。ゲイレンと私はこれを熊手でかき集め、ダブルベッドほどの大きさの四角い山にして、真ん中に少しくぼみをつけた。そのくぼみに今度は、バケツに入ったカラフルに光る内臓のごたまぜを落とす。その次に柔らかな羽根を、最後に血を捨てる。血はいまやペンキのようにべとっとしている。さらにその上に、また新しい木くずの山を運んでやって来たジョエルが木くずを落とす。熊手を持って木くずの山に登るゲイレンに、私も熊手を手に続いた。山のてっぺんの木くずは乾いていたが、その下にはぬるっとした内臓の感触がした。それはちょうど、ゼリーをいっぱい詰めたマットレスの上を歩いているような感触だ。私たちは山を平らにならしてから退散した。

堆肥の山には心底胸が悪くなったが、それはなぜだろう。鼻腔からその臭いが消えたあと（消えるのにはかなり時間がかかったのだが）、その山は、鶏を食べるという行為についてくるすべての要素——処理・放血・内臓摘出——を嫌でも思い出させてくれた。それがどんなにうまく隠されていても、どんなに遠くにあっても、この死臭と、その死臭のもととなった現実は、工業的でもオーガニックでも何でも、肉を食べる行為につきまとうのだ。そしてそれは、私を感動させた美しく緑したたるこの田園的な食物連鎖でも、なくてはならないものなのだ。私が嫌悪感を感じたのは、その朝行った作業に対する恥を見つめたくなかったからなのだろうか。しばらくは鶏肉を食べる自分の姿は想像できそうになかった。

もうひとつ、夕食どきに夏の気まぐれな風にのって臭いが漂ってくるほど、この鶏の腐った内臓を近くに置いておくことも、私ならできないだろう。だがジョエルの目には、この山はたぶん違うものに映っているのだ。もしかすると、そんなに悪い臭いだとは感じていないのかもしれない。彼にとって、鶏を自家処理することのメリットは、生き物の誕生、成長、死、そして腐って土に還るというサイクルのすべてが、この場所で起きるということだ。そうでなければ、廃物はレンダリング（精製）工場に送られ、高温で加熱され、乾燥され、ペレット状になり、プロテインミールになり、畜産場の豚や牛や、あるいは鶏の飼料になるのだ。それは何ともいかがわしいシステムで、狂牛病のおかげでさらにいかがわしさを増した。ジョエルは、そんな仕組みにはいっさいかかわりたくないのだ。

あるいはジョエルは、この堆肥の山にある種の美しさを感じているのかもしれない。少なくとも、堆肥が罪滅ぼしを約束していることに。その証拠に、まったく隠そうとしていないではないか。この農場のほかの廃物もそうだが、彼は鶏の内臓を生物的な財産だと考えている。林地から収穫した炭素と結びつけて、窒素を土に返すのだと。去年の分の堆肥の山がどうなったか知っているジョエルには、私には見えない形で、いまここにある堆肥の山が何をもたらしてくれるかが見えるのだ。この血や内臓や羽根の山は、とりわけ豊かでふっくらとした、黒々とした堆肥に必ず変化する。そして春には、嘘のように甘い香りになり、草地に撒いて、草に返すことができるのだ。

第13章　市　場——バーコードのない世界から

水曜日　午後

トウモロコシを基盤にした工業的食物連鎖をたどるために、私は何千キロも旅をした。アイオワのジョージ・ネイラーのトウモロコシ畑。カンザスの肥育《ひいく》場に精肉工場。さらに遠く離れた食品加工会社。最後はカリフォルニア州マリン郡のマクドナルド。後日、アメリカの平均的な食品は、食卓に届く前に二四〇〇キロも旅をするのだと読んでも、私は驚かなかった。こういった食品は、それを食べる人間よりもはるかに旅慣れていてグローバルなのだ。

それに比べると、ここバージニアの草地に根ざした、牧草を基盤にした食物連鎖は、複雑ではあるが見事に短い。そのほとんどすべてを、この農場を離れることなく見届けられるのだ。ここで行われる農作業は、アイオワで見たより面倒なものかもしれない。鶏の処理と、トウモロコシの植えつけを比べてみればわかる。けれども、この農場の連鎖のミステリーをたどるのは訳ない作業だ。あとは、牧草を基盤としたこの食物連鎖で、客の食卓につくまでのいろいろな販路をたどればいい。

そもそもポリフェイス農場に私がやって来ることになったのは、ステーキ肉を宅配便で送ってもらえなかったからだ。ジョエルは、農法や加工処理方法にとどまらず、食物連鎖全体についてこの持続可能性を考えている。彼は牧草育ちの牛肉をホールフーズ（ウォルマートはもちろんのこと）に売ったりはしない。農場の牛に穀物や鶏糞や抗生剤ルメンシンを与えないのと同じだ。ジョエルにとっては、どれも工業的な行為なのだ。ポリフェイス農場は、肉を遠くまで宅配便で送ったり、スーパーマーケットに卸したりしない。水曜日の朝ここで処理した三〇〇羽の鶏肉は、いちばん遠くても半日運転すれば着くような、数十キロ内の土地で食べられる。私ははじめ、環境的な理由でジョエルはそうしているのだと思っていた。全米各地や、最近では世界各地に食料を輸送するためにアメリカ人が消費している、膨大な量の化石燃料を節約するためなのだと。だが実は、ジョエルが節約しようとしているのは、それをはるかに超えたスケールのものなのだ。

鶏肉――あるいはステーキ肉、ハム、卵――がポリフェイス農場から消費者に行き着く販路には五種類ある。農場での直売、ファーマーズ・マーケット、購入クラブ、スタントンの小さな店がいくつか、それからジョエルの兄アートの小型バンだ。アートは毎週木曜日、この小型バンで地域のレストランに配達に行く。それぞれの販路は小規模かもしれないが、全部合わせれば、地域に根ざした食体系の動脈部を構成することになる。そのような食体系は広がり続けており、それは彼のやっているような農業（そして地域社会）の生き残りに不可欠なのだとジョエルは確信している。もちろん、世界全体の食体系の改革にとっても。

ジョエルは、そのような改革の手始めは、消費者が直接知っている農家からわざわざ食べ物を買うことにあるという。これを彼は人間関係重視のマーケティングと呼び、信頼性を確証できる確かな方法はただひとつ、消費者と生産者がお互いの目を見ることだという。それをわざわざやってみようと考える者はもうほとんどいない。「自分の食べ物をつくる人間より、自動車や家を修理する人間を選ぶ方に力を入れるなんて、おかしな話だと思わないか？」

ジョエルはよく、農業は聖職だという。確かにポリフェイス農場の四〇〇人ものお得意さんは彼の伝道をよく聞かされる。たとえば毎年春、ジョエルはぎっしり行間の詰まった長く威勢のいい手紙を書く。「ポリフェイス農場の牧草育ちの鶏肉を買うことは、社会的、環境的、栄養学的、政治的な贖罪である」――そうファストフード中毒も改心させてしまうような勢いの手紙だ。

「バーコードのない世界からご挨拶」ある最近の手紙はそう始まっている。そのあとは、見事な悲話が続く。まずは、工業的・糞尿生産的・強制収容所的な畜産場を抱える、ごたごたの多国籍的かつグローバル企業的な、テクノロジーで満艦飾の食体系について（穏やかならぬ修飾語の羅列はジョエル的表現の特徴だ）。「政府と巨大食品産業クラブのお仲間が、バイオテロリズムへの恐怖心を利用して零細生産者を締め出そうとしているのだ」と、おどろおどろしく警告している。そして「ポリフェイス農場とともに、この偏執狂的・ヒステリー的な時代に立ち向かおう」と懇願が続く。どんな優れた悲話もそうであるように、これも最後は失望から希望へとトーンが変わり、「花の香りを嗅ぎ、豚を撫で、顔の見える食べ物を楽しみたいという人間の魂の叫びが、いまほど強くなったときはない」と結ばれている。最後の最後には、ビジネスライクに今年の商品の価格についてと、注文書を送付し、決められた日時に鶏肉を受けとりに来るよう念を押した注意書きがある。

水曜日の午後、私はポリフェイス教会の四〇〇人の信者のうち、何人かに会い、また金曜日には、予約しておいた新鮮な鶏肉をとりに来た馴染み客にも会えた。実にいろいろな人たちがいた。教師。何人もの退職者。金髪の双子を連れた若い母親。機械工。オペラ歌手。家具職人。スタントンの金属加工工場で働く女性。いずれも、ポリフェイス農場産の食品にスーパーよりも高い金を払い、曲がりくねった厄介な道（風景は素晴らしいが）を一時間以上かけてやって来た人がほとんどだ。けれどもこの人たちは、オーガニックや職人的な食品業界のターゲットだとされる裕福なグルメ風ではなかった。金がかかっていそうな身なりの人はあまりいなかったし、駐車場にとまっていた車も比較的高価なボルボより庶民的なシボレーの方が多かった。

この人たちは、一体何を買いに来たのだろうか。いくつかコメントを書き留めてみた。

「子供のときに食べた鶏肉の味がするんですよ。本物の鶏の味です」

「スーパーの肉はもう信用できませんね」

「飛び跳ねて顔をぱちんと叩くんじゃないかって思うぐらい、この卵は活きがいいんです」

「ここまで新鮮な鶏肉は、どこを探したってないですよ」

「この肉は幸せに生きた動物の肉なんです。私は実際に見たから知ってるんですよ」

「片道二四〇キロの道を運転して来ました。クリーンな肉を家族に食べさせるためにね」

「要するに、ウォルマートより、サルトン家の方が信用できるってことなんですよ。それに、地元に金を落とせる点も気に入っています」

つまりそれは、この二〇年、有機食品産業の成長を推し進めたものと同種の、食への恐怖と楽しみ（そして記憶）だ。それと、美しい景色のなかをここまでドライブして時間を過ごし、サルトン家の人と世間話をした満足感だ。ある人たちにとって、食べ物の起点に再び接することは、強烈な体験なのだ。そして農家にとってこのような直販は、ふつう加工業者や仲介業者、小売業者のポケットに入ってしまう消費者の九二セントをとり戻せることを意味する。

その午後、ジョエルと私は、シェナンドア谷の南端にあるモネタという町まで車で出かけた。ジョエルは、エコフレンドリー・フーズ社という会社を一人でやっているベブ・エグルストンという人物に私を紹介したがっていた。この会社は、ポリフェイス農場の食品を消費者に届ける二番目の経路だ。ベブは以前、ハーブ栽培・家畜飼養農家だったが、それよりも販売の方に才能があることに気づき、ポリフェイス農場の肉や卵をワシントンDC近辺のファーマーズ・マーケットの出店で売っている。道中、ジョエルと私は、地産地消運動が広まりつつあること、そしてその課題や、値段にまつわるややこしい問題について話した。ポリフェイス農場がつくるような食品は高価だから富裕層向けだ、という批判についてどう思うか訊いてみた。

「そういう論理はわからないね。まず第一に、今朝来たようなお客さんは、いわゆる富裕層じゃないだろう。うちにはいろんな人が来るんだ。第二に、クリーンフードは高いっていうやつには、いつもこういうんだ。実はいちばん安い食べ物なんですよってね。すると、どうしてだってことになる。そこでこう説明するわけだ。うちの商品には、全部の経費が入ってるんだと。いまの社会では、水質汚濁や、抗生物質の耐性や、食物感染や、穀物に石油に水の助成金やらの、環境と納税者が払っている代償が隠されてるから、安い食品は安く感じられるだけなんだ。ちょっとでも脳みそがある人なら、それが気になるはずだ。だからこう訊くんだ。簡単なことですよ、値段が正直につけられた商品と、無責任につけられた商品のどちらを買うんですかってね」

ジョエルは、政府の規制がなければ、ポリフェイス農場産の肉は少なくとも一ポンドあたり一ドルは安く売れるのだと念を押した。規制のせいで加工コストが高くなるという。「規制やら助成金やら、医療やら環境面やら、安い食品のコストが全部値段に入れられて、同じ土俵に立つことができれば、どこの値段にだって勝てるはずなんだ」

その通り、安い工業食品はいろいろなやり方でたくさんの助成金を受けているから、店で見る値段は本当のコストを反映していない。だが、食体系を司るルールが変わらない限り、オーガニックや持続可能な食品の値段は、ある種の人たちには手が届かないような値段のままだろう。けれども大多数のアメリカ人がそういう食品を買わないことには、実はほかの理由がある。アメリカ人は、可処分所得のわずか、およそ一割しか食費に使っておらず、この数字は一九五〇年代の二割から下がっている。現在、アメリカ人の食費が可処分所得に占める割合は、ほかの先進国やおそらく歴史上のどの国とも比べて低い。これはつまり、もっと食費に金を使おうと思えば使えることを意味するのだ。考えてみれば、近年新たに月五〇～一〇〇ドルを、携帯電話や有料テレビ放送に使っているのは富裕層だけではない（子供を含む、全米人口の半数以上が携帯電話を所有している）。全米世帯の約九〇％が有料テレビ放送料金を払っている。もうひとつ、かつては無料だったがいまは皆喜んで払っているものに、水がある。とすれば、食品に金を使いたくないという傾向は、金の問題なのか、それとも優先順位の問題なのか。

いまのところジョエルのような職人的な生産者は、値段ではなく品質で勝負している。そして奇妙なことに、品質は食べ物に関してはまだ目新しい概念なのだ。「BMWでやって来て、何でおたくの卵はこんなに高いんだって訊いてくる人には、まあ、まず腹をたてないようにじっと我慢《がまん》する。はっきりいえば、私みたいな農家にホワイトカラーの給料は見合わないって思う都会人に、うちのご馳走《ちそう》を食べる資格はない。O157菌でも食わせておきゃいいんだ。まあ、でもそんなことはいわないで、外に連れて行ってそいつの車を指していうんだ。『お客さんは、品質についてよくわかっていらっしゃるようだし、質の高い商品にはお金を惜しまれないんですよね。食べ物だって同じなんですよ。金額に見合った質のものが手に入るんです』

このルールから、どうして食べ物だけ外されるんだ？　工業的農業は標準化が命だから、豚肉はどれも同じ豚肉で、鶏肉は鶏肉、卵は卵だっていうメッセージをがんがん送り続けてるんだ。本当は違うってことは皆知ってるのに。でもこっちの卵はあっちより栄養的に優れてるって意見をいうのは、どうしようもなく非国民的なことらしいね」ジョエルは地元のスーパーのスローガンを暗唱してみせた。「山盛りの大安売り——そんなやり方で製品を売ってる業界がほかにあるかい？」

そういわれてみれば、人間の健康や幸せに関係する大切な要素である食品が、価格だけを基準にして売られているのはおかしなことではないか。人間関係重視のマーケティングの真価は、値段以外にもいろいろな情報を食物連鎖の上下に行き渡らせることにある。数字だけでなく商品ができるまでの経緯を、量だけでなく質を、お得な値段だけでなく本当の価値を。そういった情報が行き渡れば、たとえば価格以外の何かが基準になるような、いままでとは違った買い物のやり方が生まれるだろう。けれども私たちは、商品がつくられた経緯の代わりに、バーコードを受けとる。バーコードは工業的食物連鎖そのもののように謎めいていて、その不透明性のまたとない象徴だ。

しかし、バーコードは謎めいて還元主義的でなければならないという決まりはない。デンマークでは、スーパーの肉の包装に第二のバーコードが実験的に設けられた。スキャンされると、モニターにその動物が育った農場の画像が表示されるようになっている。それから、その遺伝的特質、飼料、薬剤、処理日なども。アメリカのほとんどのスーパーは、このような透明性には到底耐えられないだろう。ポークチョップ用の豚肉をスキャンすると、大規模畜産経営体（ＣＡＦＯ）の様子や豚の飼料や投薬情報まで見えるようになってしまったら、そんな肉に手を出す人はいなくなるだろう。

アメリカのいまの食体系は、レジのスキャンで表示される値段以外のことを消費者は知らないという現実の上に成り立っているのだ。安価と無知はお互いを支えている。そして食物連鎖の向こうに誰がいるのか知らないということは、どうだっていいじゃないかという生産者と消費者の姿勢にもつながる。もちろんこのような無知ぶりと、そこから生まれる無関心さという壁がなければ、グローバル経済はうまく機能しないだろう。これが、イルカに無害な方法で捕獲したとか、人道的に処理したというようなシンプルな情報を食品に記すことが、国際貿易では禁じられている理由だ。

工業的食物連鎖の透明性を増すために、技術やラベルをいじくってバーコードを進化させるよりは、バーコードの必要ない地域経済をつくった方がいい、とジョエルは考えた。しかし彼の田園的な構想は、ほとんどの人は食料がつくられる場所から遠い大都市に住み、人間関係重視のマーケティングに接するチャンスから離れているという事実に充分に対処していないということを、私はやや驚きを持って学ぶことになる。ニューヨークのような場所は、彼が考える地産地消による地域経済のビジョンにどのような形で参加できるのか訊いたところ、彼はこう答えて私を驚かせたのだ。「ニューヨークなんかいらないだろう。何かメリットでもあるのかい?」

脱工業化の食物連鎖について、ジョエルのビジョンに暗い面があるとすれば、それは都会への反感だ。アメリカの農民運動的ポピュリズムには、いつもそれがつきまとってきた。ニューヨークは確かに悪疫や不正の巣窟《そうくつ》かもしれないが、それでも消えることはないだろうし、ニューヨーク市民も何か食べなければならないのだと主張してみると、彼は、都会人が遠くの農家とつながるには、ファーマーズ・マーケットやCSA(地域で支える農業)がいいのではないかという。CSAは消費者が農場と契約を結び、栽培時期のはじめに数百ドル払い、夏の間は毎週ひと箱野菜を受けとるという仕組みだ。このややはりつめたやりとりは、ジョエルと私の間には文化や経験の深い溝があるということをわからせてくれた。同時に、食がその溝の上に力強い橋をつくってくれるということも。

全部がそうではないが、都市と田舎のお互いへの反感は、両方向に存在する。一度私は、ある大都市の新聞のフードライターに、ポリフェイス農場に行くように勧めてみた。そのライターの女性は、戻って来たその日に私に電話をかけてきて、スウープで一日一緒に過ごすはめになった毛色の違う連中について、いきり立ってこういった。「家のドアにジーザスフィッシュ（キリスト教のシンボル）を飾ってるような人だなんて、どうして教えてくれなかったの！」

その午後、ベブ・エグルストンの事務所に着いたジョエルと私は、細身だががっしりとした熱血漢タイプの男に迎えられた。その青い目をした男ベブは四〇代で、ショートパンツをはきポリフェイス農場のロゴの入った野球帽をかぶり、早口でべらべらとしゃべりまくる。ジョエルは道中、ベブは自分の農場を抵当に入れて小さな精肉工場を建てて、いまひどい金銭的なプレッシャーと闘っているのだと教えてくれた。ファーマーズ・マーケットでの経験から、ベブは牧草育ちの肉の需要の高まりを確信したが、供給量には限界があった。それは、バージニア州の牧草農家と取引をしようという小規模の精肉工場が少ないからだ。それならば、と彼は自分で工場をつくることにしたのだ。

農務省から開業の承認がなかなか下りない間、ベブは金銭的な綱わたり状態にいた。やっと必要な許可証が下りて、従業員を雇い処理作業を始めると、農務省はいきなり検査官を引き揚げてしまい、工場は事実上閉鎖に追い込まれた。工場が検査時間に見合う充分なスピードで処理を行っていない、つまり工業性が足りないということだ。それこそがこの工場を起こした目的なのにもかかわらず。政府は代替的な食体系づくりを邪魔しようとしているという主張が本当である証拠に、ジョエルは私に、ベブを見舞った災難を見てほしかったのだ。

ベブの名刺には、ベバリー・P・エグルストンⅣ世とフルネームが書いてある。困窮にあっても、ベブはユーモアを失わない。くだらない駄洒落《だじゃれ》が大好きで、ものすごい早口でおしゃべりを続ける。ポリフェイス農場に一週間いる予定だと話したら、こんな返事が返ってきた。「ジョエルについてまわったら、カーパルトンネル（手根管）症候群どころか、カープールトンネル（車で連れ回される）症候群に、アルツハイマー病ならぬオールドタイマー（古くさい）病にかかりますよ」

ジョエルは、ベブはこの世でいちばん愉快なやつだといい、彼の成功を願って全力で応援している。官僚と闘う間、生き残れるように、何千ドル分ものポリフェイス農場産食品の前貸しもしている。

ベブはぴかぴかの精肉工場を案内してくれた。農務省の仕様通り、ステンレスと白いタイルでつくられているが、操業停止中だ。そのあと、工場の後ろにとめてあるトレイラーハウスに寄った。ベブはここで、ポテトチップとカフェイン入り清涼飲料だけで生き伸びているようだ。毎週末、ポリフェイス農場やバージニア州のほかの牧草農家の商品をトラックいっぱいに詰めて、四八〇キロ運転してワシントンDCまで出かける。ファーマーズ・マーケットで牧草育ちの肉を売るとき、どうやって客に割高の値段を納得させるのかベブに訊いてみた。

「まずお客さんが買いたい理由をつかむんですよ」ベブは説明する。「いろいろな理由があるけど、それが何なのか三秒であてなきゃなりません。動物虐待や殺虫剤に反対してるのか。栄養面や味の面を重視してるのか」

ベブは天性のセールスマンだとジョエルはいう（「ベブならヘラジカに帽子かけを売りつけることだってできるさ」）。いくつか似たようなギターコードをかき鳴らしてみせるように、不安と楽しみと健康というテーマを適宜売り文句にする。

「さあ、この肉は、一杯食わされるのはもうごめんだってお客さんにぴったりだ」ベブは口上のさわりを披露してくれる。「この牛肉は狂牛病どころか、幸せいっぱいの喜牛病ときた」

土曜日のファーマーズ・マーケットで、試食用の肉をバーベキューで焼き、愉快な口上を早口でまくしたてるベブの姿が目に浮かぶ。

農家にはこういう仕事をこなせる人はあまりいない。こういう仕事をやりたくないからこそ、知らない人間より動物や植物を相手にする方が好きだからこそ、農業を選んだのだ。そういう農家にとっては、直接的な人間関係重視のマーケティングは選択肢にはならない。だからベブのような人に、喜んで販売を頼む。ファーマーズ・マーケットに売上額一ドルあたり六％とられる上、さらに手数料がかさむが、それでも卸売りよりはるかにお得なのだ。

トレイラーハウスの小さなキッチンに座ってソフトドリンクを飲みながら、ベブとジョエルは地産地消の経済学について話した。ファーマーズ・マーケットはいちばん利益が低い販路だとジヨエルはいう。それだから自分でやるのは数年前にやめてしまった。それでもファーマーズ・マーケット自体は近年盛んになっており、一〇年前の一七五五件から最近のデータでは三一三七件に増えている。一方、購入クラブを通した売り上げはもっと増えているとジョエルはいう。私は知らなかったが、これは一カ月に一、二回、数家族が集まって大量注文をするシステムだ。リーダーがまとめ役になり、商品を無料にしてもらうのと引き替えに、自宅を商品の受けとり場所にする。注文量が多いので、農家にとっては配達に行く価値が充分ある。ジョエルの場合、半日運転してバージニアビーチやベセズダまで行くこともあり、最もめざましい伸びを見せている販路だ。

では、客はどんな人なのだろう。ジョエルの場合は、大半が子供の健康を気づかう若い母親だ。ホームスクーリングのグループから来ている人や（「すでにメーンストリームとは別の道を選んだ人たちだ」とジョエルはいう）、ウェストン・A・プライス基金という団体の人が多い。歯科医ウェストン・プライスは、孤立した土地に住む原始的な部族の歯や体が、産業国の人間に比べて健康なのはなぜか、その理由を探るため一九三〇年代に研究を始めた。世界各国を旅して、最も健康で長寿の人々の食生活を調べ、その食生活には共通点があることを見つけた。彼らは野生や牧草育ちの肉や脂肪分、低温殺菌されていない乳製品、未加工の全粒穀物、発酵で保存した食べ物をよく食べていた。現在この基金は、栄養学者で料理本の著者でもあるサリー・ファロンが運営しており、こういった昔からの食生活を本や会議やウェブサイトなどを通して推進している。このウェブサイトでは、生産者の一人としてジョエルの名がよくあがっている。

「インターネットの素晴らしい点は、似たような関心を持っている仲間を見つけられること、そしてそこから私たちを見つけられることだ」

マーケティングや店舗を構える経費がゼロでそれができるのだ。さらに、牧草育ちの肉や乳製品のメリットを推進するイートワイルド（http://www.eatwild.com）というウェブサイトも、消費者がポリフェイスを見つけるもうひとつの経路だ。

「別の道を選ぶってことが、ここまで簡単になったことはないね」

別の道を選ぶは、ジョエルのキーワードだ。彼は、ほかとつながりを持った包括的で魂のこもった商品を、西洋的・還元主義的・ウォール街的な市場システムで売ることは、致命的な過ちだと考えている。ウォール街的な市場システムとは、（おそらく）ホールフーズのことだろう。ジョエルとベブにとっては、ホールフーズもウォルマートもそう変わらないのだ。両方とも、ますますグローバル化する経済体の一部であり、そのような経済体にちょっとでも触れられたものは、商品（コモディティ）になってしまう。この経済体は世界で食が最も安く生産される地に触手を伸ばし、最も高く売れる地まで遠距離輸送するのだ。

会話の最後あたりにジョエルは、『ストックマン・グラスファーマー』紙にアラン・ネーションが職人芸の経済学について書いた最近のコラムを読んだか、ベブと私に訊いてきた。ハーバード・ビジネススクールのマイケル・ポーター教授の理論に基づいて、ネーションは工業的・職人的な組織単位の違いを明らかにして、なぜこの二つを混ぜようとするとうまくいかないのか説明している。工業的農家は商品を売るビジネスであり、最も現実的な競合的戦略は、最小限のコストで生産することだ。ふつう、コストを下げるためには、熟練した労働力の代わりに新技術や化石燃料エネルギーなど、資本を利用する。そして生産量を増やし、低まる利ざやを補うために規模の経済を利用する。つまりこのようなビジネスでは、生産者はものをできるだけ安く売り、どんどん大きく成長しなければならない。そうでなければ、ライバルにつぶされてしまうのだ。

ネーションは、この工業的モデルの正反対のモデルを職人的生産と呼んで比較している。このような生産の形では、競合するための戦略は、商品を最も安いコストでつくる生産者になることではなく、何か特別なものを売ることにある。

「この職人的モデルがうまくいくには、いかなる面でも工業的モデルの真似《まね》をしようとしてはならない。熟練した労働力を資本と取り替えてはならないし、成長至上主義ではだめだ。製品の統一性を追求するのではなく、多様性や旬を大切にする。全国の市場に手を伸ばすために投資するのではなく、地元の市場に集中する。そして広告ではなく評判や口コミに、高くつく化石燃料ではなく無料の太陽エネルギーに頼るべきなのだ」

ネーションは、「生産性と利益はまったく異なる概念である」と強調し、「小規模な生産者でも、商品が素晴らしいもので経費を抑えれば、利益が出せるのだ」と書いている。そして、「いまの代替農業の最大の問題は、工業的モデルと職人的モデルの両方を一緒くたにとり入れようとしていることである。それではうまくいかない。……中道を目指せば、両者の最悪の部分が表出することになる」と続けている。

ジョエルは、なぜポリフェイス農場産の鶏肉の販売が牛肉や豚肉の販売より利益をあげているのか、このネーションのコラムを読んでわかったという。鶏肉は自家処理できるため、最初から最後まで職人的な品物だが、牛肉や豚肉は工業的な食肉処理場を通らなければならないため、コストがかさみ、利ざやが少なくなるのだ。

いうまでもないが、このマイケル・ポーターとアラン・ネーションの説は、ベブが現在置かれている状況を解明している。ベブは顧客の需要に応じて、人道的かつ良心的に牧草育ちの家畜を一日数十頭だけ処理するような職人的な精肉工場をつくったが、工業的モデルをもとにした農務省の規制システムに従わなければならない。このシステムは、アプトン・シンクレアの『ジャングル』で描かれたような工業的虐待に対応するためにつくられたのだ。技術もない無関心な労働者を雇って、肥育場育ちの動物を一時間に四〇〇頭も殺して解体できるような食肉処理場のために、政府の規制がつくられているのは明らかだ。

このようなスケールで運営すれば、検査官専用のトイレや、O157菌が潜んでいるかもしれない死体をスチームクリーニング（あるいは放射線照射）する複雑な機械のコストも簡単にまかなえる。このような仕組みや金のかかる技術は、処理される動物が不潔な環境に住み、牧草ではなくトウモロコシを食べて育ったのだということを暗黙の前提としている。私の534号が行き着いた工業的な精肉工場は、最初に牛を気絶させるところから箱詰めの牛肉になるまで、一頭につき五〇ドルしかかからない。ベブの精肉工場のような施設では、およそその一〇倍のコストがかかるのだ。ここでは、工業的経済と職人的経済が衝突している。最終的に勝つのはどちらか。悲しいことに、その予想は難しくない。

木曜日　朝

ジョエルの兄アートの小型バンが大きな音をたてて売り場に向かってバックする音で、私は目が覚めた。時計を見ると、五時四五分だった。木曜日は配達日で、よその農家がアートに配達してもらうために農産物を持ってやって来る。アートは、その前に注文の品をまとめて、トラックの整理をすませる。私は急いで服を着ると、外に出てアートに挨拶をした。

ジョエルの五歳年上のアートは、ジョエルとはかなり違う性格らしいという第一印象を受けた。ジョエルほど明るく開放的ではないし、世慣れた雰囲気で、それだからこそ――あるいはそのせいかもしれないが――ジョエルにはまったくないような、ぴりぴりした様子が垣間見られた。だが考えてみれば、アートはジョエルほど田園的な世界に住んでいるわけではないのだ。都会の渋滞や仕事熱心な女性交通取締官、それからときにはレストランの怒りっぽいシェフとも闘わなければならない。革新的な熱意を抱くジョエルと比べると、アートは、世の中や人間の魂はこれからも大きく変わることはないとあきらめているようにも見える。

アートは毎週木曜日、練りに練った軍事作戦のような緻密さで、ポリフェイス農場産の肉や卵と、シェナンドア谷の数軒の小農家がつくった農産物や乳製品やキノコ類をシャーロッツビル市内の一流レストランに卸す。まず月曜日の夜、それぞれの農家に電話してどんな品物があるか確認する。火曜日の朝に各レストランに注文書をファックスし、一日中注文を受ける。その日の夜には農家にファックスで連絡する。農家は水曜日に収穫し、木曜日の夜明けにポリフェイス農場の駐車場にやって来てアートと下検分を行うというわけだ。

さてこの日の大部分は、アートの小型バンの助手席に座って過ごした。それは古びたオレンジ色のダッジキャラバンで、ぐらぐらのコンプレッサーが屋根についている。車体には、ポリフェイス農場から街のベスト・レストランへ、ただいま配達中、とある。事実その通りなのだ。シャーロッツビルのトップシェフのほとんどは、ポリフェイス農場から食材を仕入れている。特に多いのは鶏肉と卵だが、豚肉や、ダニエルが育てるウサギ肉もある。配達の大半は、ディナー用の下ごしらえ中で厨房が比較的落ち着いている、ランチタイムが終わった頃に行った。駐車違反すれすれの場所に車をとめたあと、肉や青果でいっぱいになった洗濯かご大のプラスチックの箱を運ぶアートを私は手伝った。シェフたちは口をそろえてポリフェイス農場の食材を絶賛し、地元の農場を支援することに明らかに満足している。シェフの多くは、毎夏、シェフを招いて開かれる感謝デーでポリフェイス農場を訪れている。その絶賛のコメントは、ノート一冊を埋めてしまうほどだ。以下にいくつか引用してみる。

「もちろん、幸せに暮らした鶏だってことも素晴らしいですがね、私にとっては何といっても味が大事なんですよ。この鶏は味がまったく違う。鶏肉らしい鶏肉なんです」

「この鶏肉はとにかく純粋な味がしますね。子供の頃に食べたような鶏肉の味ですよ。それに私は、責任を持って食材を育てている地元の農家を応援したいんです。大手食品企業タイソンのドン・タイソン社長なんかは、自分で責任をとらずに弁護士団に任せてるようですがね」

「この卵の素晴らしいことといったら、とにかく天と地の差ですよ。色やコクや脂肪分も、もうまったく比べものになりませんね。この卵を使うときは、レシピを調整しなきゃだめなんです。レシピより少なめですむんですよ」

新しい客先を獲得しようとするときは、卵がきっかけになることが多いとアートは道中教えてくれた。今回、その見込みのあるレストランに私たちは寄ってみた。フィリング・ステーションというオープンしたばかりの店だ。アートはシェフに自己紹介をして、パンフレットと卵一ダースを差し出した。シェフがひとつ割ってフライパンに落とすと、卵はだらんと広がらず、小高く盛り上がったままだ。ジョエルは、これを卵の筋肉と呼び、シェフ相手に卵を売りはじめた当初は、卵を割って自分の手のひらに載せ、右手、左手と何度もひっくり返してみせ、質の素晴らしさを披露したそうだ。シェフはスタッフを呼んで、卵黄の鮮やかなオレンジ色を賞賛した。アートは、この色は牧草育ちのおかげで、ベータカロチンがたくさん含まれているのだと説明する。卵の黄身がここまで長い間これほど多くの人を釘付けにするのを、私は見たことがない。アートの顔は輝いている。新しい客を獲得したのだ。

別のあるレストランでは、猟鳥は手に入るかとシェフが訊いてきた。アートはおそらく秋になると答え、トラックに戻ってから私に文句をぶちまけた。地産地消の発展に、旬の問題は最大の壁なのだ。

「いつでも何でも手に入るっていう通念と闘わなきゃならないんですよ。たとえば、スプリングラム（春の子羊）。一体どういう意味なんですかね？　春に子羊を食べるなんて、自然のサイクルに反しているんですよ。子羊は草が茂る四月に生まれて、八カ月から一〇カ月後、冬の頭に食べ頃になるものなんです。けれど、市場は自然のリズムからまったくかけ離れてしまった。寒い季節には赤肉を食べるべきなのに、白身の鶏肉が食べたいと、こうくるんですから。冬に鶏肉は手に入らないのに」

ニュージーランド産のラム肉が春に、チリ産のアスパラガスが一二月に、新鮮なトマトが一年中手に入るグローバルな食品市場では、かつて誰もが空で覚えていた旬という鮮やかな暦がぼやけてしまった。地産地消の食物連鎖が成功するには、人は旬に合わせた食を一から学び直さなければならない。特に、牧草育ちの動物の場合はそうだ。それは、こういった動物の肉は、急速に伸びる牧草をその動物が何カ月か食べてから手に入るからだ。動物にトウモロコシを与えるという大規模畜産経営体のおかげで、一年中新鮮な肉が手に入ることに私たちは慣れてしまった。そのような肉のほとんどに、トマトやスイートコーンのように、かつては旬があったことは忘れられている。人々は昔、牛や豚は、これらの動物が肥る晩秋や冬に、鶏の肉は夏に食べていたのだ。

ジョエルは、シェフに卵を売りはじめた当初、冬に卵の色があせてしまうことを謝ったという。牧草地から鶏が離れる一一月になると、卵黄の鮮やかなオレンジ色があせてしまうのだ。ある日ジョエルは、心配することはないというシェフに出会った。そのシェフはスイスの料理学校で、四月の卵、八月の卵、一二月の卵にそれぞれ合わせたレシピを習ったのだという。ある季節には良質の卵黄が、またほかの季節には良質の卵白ができるから、それに合わせてメニューを調整するのだと。

ジョエルもアートも、シェフたちに心から敬意を抱いている。皆、値段にほとんど文句もいわず、その場で支払いの小切手を切ってくれる。そしてジョエルたちの労力をねぎらい、それを目に見える形で示してくれることも多い。シャーロッツビルのレストランのメニューや今日のスペシャルには、ポリフェイス農場産のチキンという文字があふれていた。

このような、小農家と地元レストランのシェフとの気どらない同盟関係は、最近いろいろな街で見られている。一九七三年、アリス・ウォータースがカリフォルニア州バークレーでシェ・パニースを開店してから、シェフは全米各地で地域の食経済を再構築する手助けを担ってきた。ウォータースは食材の大半を地元の有機農家から仕入れ、旬のものだけを料理し、農家にスポットライトを当ててメニューのスターにした。

ウォータースのようなシェフは、地域農業の美徳や、旬のものを食べることの喜び、そして化学物質を使わずに大切に手をかけて育てられた新鮮な食材の優れた品質について、人々を啓蒙することに大きく貢献した。古代ローマの歴史著作家リウィウスは、「ある社会で料理人が重要な人物だとされるようになったら、その社会は退廃に向かっている証拠だ」と警告している。このルールは、一九六〇年代までのアメリカならあてはまったかもしれない。だがもはや、それは明らかに変わってしまった。アメリカのシェフが小農家を救い、食体系を改革する運動を導くことになるとは、かつて誰が想像したことだろう。

ここバージニアで、地産地消の食物連鎖を立て直そうと力を合わせるシェフや客、農家と話せば、それはただの市場ではなく、運動なのだとわかる。あるいはそれは、運動としての市場という、ハイブリッド種なのだ。その中心には、消費者であることの意義についての新しい概念がある。それは消費者という、利己主義とマイナス面を持った忌まわしく醜い言葉の名誉を挽回する試みなのだ。私が会ったポリフェイス農場の客のほとんどにとって（決して全員ではないが）、ウォルマートではなく地元の農家から鶏肉を買うという決定は、市民的行動であり、ある種の抗議でもあるのだ。

それは正確には何に対しての抗議なのか突き止めるのは難しい。人によってそれぞれの理由があるかもしれない。けれども彼らは、わざわざポリフェイス農場まで足を運び、それだけの金額を払って、メーンストリームとは別の道を選んだのだ。スーパーや、ファストフード・ネイションや、その背後に存在するグローバル化した工業的農業とは違う何かを。ウォルマートへの不信感。畜産場で行われる動物虐待への拒否感。自分の食べ物を、誰が栽培・飼養しているのか知りたいと思う強い気持ち。地元の食経済のサポート。以上は、ポリフェイス農場の買い物客の大半にとって、一ダースの卵に少し高めの金を払うことが、政治運動的な決定であることを示している。それがまだ暫定的で未完成であったとしても。

バージニアに来る少し前、私はウェンデル・ベリーの"The Whole Horse"（完璧な馬）という随筆を読んだ。ベリーは、「巨大な国際貿易が引き起こした地域経済や土地へのダメージを修復するには、企業のグローバル産業主義に対して地域の小規模農家と消費者が反乱を起こすことが必要だ」という。そして、「地域の食体系の高まりと、良質で新鮮で、信頼できる食品、消費者がじかに知っていて信頼している生産者からの食品の市場の成長に、そのような反乱の芽生えを感じているのだ」と。ポリフェイス農場の売り場で私が見た光景は、全体的経済に対する世界的な反乱の、地方での蜂起を代表するものだとベリーならいっただろう。

では、なぜその反乱の要が、ほかのものではなく、食でなければならないのか。おそらく食は、グローバル化が脅かす様々な価値、たとえば地域特有の文化やアイデンティティ、そして風景や生物多様性の存続を力強く象徴するものなのだ。反グローバル化のフランス人運動家ジョゼ・ボヴェ（ロックフォールの農家でもある）は、グローバル化に抗議して、銀行や保険会社のガラスの壁ではなく、マクドナルドの壁をトラクターで突き破った。グローバル化に対するこれまで最も強烈な抗議は、すべて食に関するものだ。たとえば、遺伝子組み換え作物（ＧＭＯ）や、インドでの特許種子に対する抗議運動（数年前、ＷＴＯの知的財産に関する規定に対してインドで四〇万人が参加した抗議デモを引き起こした）。それからスローフード運動。これは、世界で高まる食の均質化から伝統的な食文化を守ろうという、イタリア生まれの国際的な運動だ。

グローバル化の論理は賛成だが、食に関しては別だという人は少なくない。食料もほかの商品と同等に扱うというグローバル化の論理は、人々の信念や経験と相容れないからだ。自由貿易の最後の障壁が崩れ、政府の農家支援プログラムが終焉《しゅうえん》したら、それが世界のどこであろうと、いちばん安く生産できる国から食料はやって来るだろう。土地や労働力が安かったり、環境面の法律がゆるかったりなどの理由で、ほかの国が何かを高い効率で生産できるのなら、自分の国ではもうつくらないというのが競合性の鉄則だ。さらに、グローバル経済という制度のもとでは、これは望ましい結果でもある。たとえば住宅数を増やすなど、もっと生産的な目的に土地を利用できるからだ。アメリカの地価は比較的高く、農業公害や動物虐待への寛容度も低くなっているから、将来はすべての食料をほかの国から輸入することになるかもしれない。これは経済学者のスティーブン・ブランクが著わした冷血なタイトルの本 *The End of Agriculture in the American Portfolio*（アメリカのポートフォリオから農業が消えるとき）などで論じられている。

よその国で安く食料を生産できる場合、自分の国で生産しなければならない理由は何か。いくつもの理由がすぐ頭に浮かんだが、世界のスティーブン・ブランクのほとんどは――そしてそれは大勢いるのだ――それはただの感傷にすぎないというだろう。たとえば、地域社会や国が自らを支えられるという安心感。農業のある風景の美しさ。農家が地域社会にもたらす、地域についての知識の展望とその種類。スーパーではなく、じかに知っている農家から買うことの満足感。地域色豊かな生乳チーズや蜂蜜《はちみつ》。そういったものすべて、つまりすべての牧歌的な理想を、グローバル化は効率と経済成長のために犠牲にしようとしている。

けれどもこの議論では、一体誰が現実主義者で誰が理想主義者なのか、考えさせられる。ベリーが"The Total Economy"（全体的経済）という随筆で書いているように、私たちは感傷的経済の時代に生きているのだ。それは、共産主義がそうであったように、グローバル資本主義の約束も最終的には信じることが必要になるからだ。いまここで、大切な何かが壊されることを許せば、特定できない未来に、いまより素晴らしい幸福と繁栄が待っているのだと。レーニンの言葉にあるように、オムレツをつくるためには卵をいくつか割らなければならない。それがWTOが連日行う決定でも実践されている精神だ。

感傷的な共産主義が、まさに食料の問題で崩れてしまったのは偶然ではないだろう。旧ソ連では、集産主義の工業的農業という夢のもと、何百万戸という小規模農家が犠牲になった。集産主義には、食体系の当然の義務である、国民への食料の提供ができなかったのだ。旧ソ連が崩壊する頃には、同国で消費される食料の半分以上が、小農家や家庭菜園によって生産されていた。こういった農家は正式には認可されておらず、崩れかけた一枚岩的な体制の下で見逃された、片隅の私有地で作物をつくっていたのだ。

アメリカの一枚岩的な体制の奥深くにいるジョージ・ネイラーと工業的農業について話したとき、ネイラーは、アメリカの代替農業の台頭を旧ソ連の農業の最後の日々になぞらえた。

「集産主義は国民のニーズを満たさなかったから、違う道をとる人が出てきたんですよ。最近のファーマーズ・マーケットやCSAの流行は、それと同じシグナルを発しているんです」

もちろん、アメリカの食体系の問題は旧ソ連とはかなり異なる。アメリカは食料が足りないのではなく、つくりすぎているのだ。あるいは、間違った食料をつくりすぎているのだ。だが、消費者や生産者が失望しているのは明らかで、だからこそ、彼らは別の創造的な方法を見つけようとしているのだ。

グローバル経済のもとで暮らしていると、仕事やガソリンの値段、国政の選挙結果などは、個人がコントロールできる範囲を超えてしまったと感じることが多い。けれども、食べ物に関しては少し違う。自分の体に何を与えるのか、どの食物連鎖に参加したいのか、まだ私たちは日々決めることができる。いってみれば、工業的なオムレツは拒否して、別のオムレツを食べることもできるのだ。それはたいしたことではないように聞こえるかもしれないが、実は大きな何かの始まりなのかもしれない。何か違うものを自分の体に与えたいという消費者の要望は、すでに一一〇億ドル規模の有機食品市場を生み出している。この市場は政府の手はまったく借りずに、消費者と農家が、いわば体制外のくだけた協力関係でつくったのだ。

全体的経済は、刃向かう難題をすべて解決してしまう恐ろしい力を発揮して、いまオーガニックを改革運動からひとつの産業へと変質させようとしている。それは、グローバルなスーパーにまた新しいフレーバーが増えることを意味する。有機栽培された柔らかな若葉をカット・洗浄して袋詰めにするといった賞味期限が短命なものでさえ、新しい有機食品スーパーで安い国際的な商品になるまでに、資本主義のもとでは二五年もかからなかった。それが良いことなのか悪いことなのかは、意見が分かれるところだろう。

ジョエルとその客は、そのような産業的怪物が足を踏み込めない場所に行きたいのだ。そして地産地消をオーガニックを超えたものにすることによって、まさにその場所を見つけたのかもしれない。地産の食品というのは本質的に、グローバルな市場では売りにくいものだ。オーガニックとは異なり、地産は新しい経済体と農業の形を提示している。つまりそれは、新たな社会的・経済的・生態的な関係であり、より複雑なものなのだ。

もちろん、地産地消だからといって、自動的にオーガニックや持続可能だということにはならない。地元の農家が化学物質を使ったり、動物を虐待することを止めるものは、消費者がじっくり見たり、助言したりする以外は何もない。消費者はラベルを見る代わりに農場を直接見て、あるいは農家の目を見つめて、どのように作物をつくっているのか、どのように動物を扱っているのか、訊いてみるのだ。一方で、純粋な地域農業は持続可能的だと考えられる理由がある。まず、単一栽培に頼る可能性が少ないことだ。単一栽培こそ、食体系の大半の問題を引き起こす原罪なのだ。全米向けの市場では（オーガニックであろうがなかろうが）、一、二種類の農産物に特化するように要求されるが、地域の市場に依存する農家は、否応なしにバラエティに富んだものをつくらなければならない。

大手スーパーは、レタスはすべてサリナスバレーから、リンゴはワシントン州から、トウモロコシはアイオワ州から仕入れたいのだ（少なくとも、トウモロコシはアルゼンチン、リンゴは中国、レタスはメキシコから、と決まる日までは）。アイオワの住民だけではトウモロコシや大豆は食べきれない。だからたとえば、アイオワの住民がスーパーの食品ではなく地元産の食品を食べようとしたら、アイオワの農家はほかの作物づくりにとりかかるだろう。そうすれば、肥料や殺虫剤などほとんど必要ないことがわかる。多様な農場は自ら肥沃《ひよく》性をつくり出し、害虫を駆除するからだ。

有機食品スーパーで買い物をすることは、農場の大切な価値観を金銭的に支援することを意味する。そして地産地消は、また別の価値観を支えることを意味するのだ。それは、そのような農場は景観や地域社会など、食べ物を超えたものもつくりあげるからだ。スウープのポリフェイス農場で買い物をするのか、あるいはシャーロッツビルのホールフーズで買い物をするのか。それは、スウープのこの起伏のある碁盤の目のような牧草地と森林を抱いた美しい谷が生き残れるのか、それとも全体的経済によってより良い活用法に利用されてしまうのかということに、大きな影響を及ぼす。最近ヨーロッパでよく目にする、信条を食べようというバンパーステッカーが訴えるように、地産地消は環境保護にもつながる。それは環境団体に寄付の小切手を送るよりも、おそらくもっと効果的（そして持続可能）な方法なのだ。

しかし、信条を食べることには努力が必要だ。地産地消に参加するには、ホールフーズで買い物をするよりもかなりの労力がいる。ファーマーズ・マーケットやCSAには、電子レンジで温めれば食べられるようなものは売っていない。一二月にトマトは手に入らない。そしてたとえば、このあたりでいちばん美味しいラム肉やスイートコーンはどの農家で手に入るのかといったように、どの食材をどこで買うべきか調べる努力も必要だ。キッチンとも、あらためてつきあいを始めなければならない。工業的な食の魅力は、忙しい生活のなかで、料理（そして食品の保存）をほかの誰かや何かに任せられるという便利さにある。アイオワのトウモロコシ畑から始まる工業的食物連鎖の果てには、食卓で工業食を食べる人間がいるのだ（車のなかで食べる人間も増えている）。この半世紀の工業的な食体系の功績は、私たちをそういう生き物に変えてしまった。

つまり地産地消の成功は、新しい種類の生産者だけでなく、新しい消費者を生み出すことを意味する。食べ物を探して準備し、保存することを、面倒ではなく楽しみだと思えるような消費者だ。それからビックマックやウォルマートは、もうたくさんだという人。それは、食べることは農業的行為である、というウェンデル・ベリーの有名な言葉を理解し、あるいは記憶している消費者だ。食べることは政治的行為でもある、とベリーは付け加えても良かっただろう。

これはまさにスローフード運動が目的としたミッションで、工業食消費者の世代に、農家や農場とのつながりを、そして私たちが依存する動植物とのつながりを思い出させることだ。このスローフード運動は一九八九年、ローマのマクドナルド開店に対する抗議から始まった。工業食と闘う最適の方法は、昔からの食を一緒に楽しむことがどれほど無限に優れているか、人々に思い出させることにある。スローフード運動の創始者カルロ・ペトリーニの言葉によれば、消費者は共生産者になる。つまりものを食べるという消費者の行為は、景観や動植物や昔からの食が生き残ることに貢献するのだ。そうでないと、ファストフードが掲げる理想である、ひとつの世界、ひとつの味に屈してしまうことになる。

食通であることも政治的な見解を持つことになると、スローフード提唱者は考えている。味に敏感な人なら、牧草育ちの鶏肉や珍しい種類の豚肉に比べて、チキンマックナゲットにはあまり美味しさを感じないだろうからだ。それはきわめてイタリア的な（そして明らかに非アメリカ的な）考え方だ。まっとうなことをするのは、最も楽しいことであり、消費という行為は、引き算ではなく足し算的な行為なのだという。

金曜日、ポリフェイス農場で過ごした最後の日は、さわやかな天気だった。この日の午後、ジョエルと私はサルトン家の裏にあるピクニックテーブルで話していた。その間、鶏肉を買いに来た客がひっきりなしに訪れた。工業的食物連鎖は、ファーマーズ・マーケットや、ＣＳＡや、購入クラブや、スローフードや、あるいはベブの職人的な精肉工場のようなもので構成された、くだけた即興的な運動にとって代わられるだろうか。そうジョエルに訊いてみた。巨大な工業食品業界に比べれば、代替的な食品業界は、有機食品スーパーを入れてみたとしてもノミほどの大きさにしかならない。工業食品業界には、地平線の向こうにどこまでも続くトウモロコシ畑と大豆畑に支えられた、数え切れないほどのファストフード店や大手スーパーがあるのだ。

「勝つ必要はないんだ」ジョエルは穏やかに説明してくれた。「勝とうとするべきだとも思わないよ。マクドナルドや食肉処理場での虐待を禁止するような法律はいらないし、大体、私たちは法律に救いを求めすぎるんだ。やらなきゃならないのは、皆で別の道を選ぶための正しい哲学と情報で一人一人に力を与えることだ。

いいかい、もうすでにそれは起きているんだ。メーンストリームが、似たような考えを持つ人たちの小さなグループに分かれてきている。あのマルチン・ルターがヴィッテンベルク教会の扉に九五カ条を貼り付けたときのようにね。あのときはプロテスタント信者が分派して、印刷機が新しいコミュニティをつくるきっかけになった。いまはインターネットが、私たちの仲間を集めて主流から分離させているんだ」

そうなのだ。ジョエルは自分をレーニンというよりルターのようだと考えているのだ。目的は教会を破壊することではなく、別の道を探すことなのだ。プロテスタントにいろいろな宗派があるように、食の未来もいろいろと分かれるだろう。その未来がジョエルの革新的な地産地消のビジョンなのか、あるいはホールフーズのような工業的オーガニックなのかということは、繁栄している代替案があるという事実に比べれば、たいしたことではないのだ。都市部の食には、田舎の食と違う食物連鎖が必要なのかもしれない。代替的な食物連鎖には様々な種類のものが必要になるかもしれない。オーガニック。地元産。バイオダイナミック。スローフード。それからいまは想像もつかないような新しい何か。

自然は農場の最高のモデルであるように、市場の最高のモデルでもある。自然はひとつのことに希望のすべてを賭けたりしない。多様な食の経済の利点は、多様な牧草地や農場と同じように、衝撃に耐える力にある。大切なのは、複数の食物連鎖があることだ。そうすればどれかひとつが崩れたとき――石油がなくなったり、狂牛病などの食物感染が流行したり、殺虫剤が効かなくなったり、干ばつや飢饉《ききん》に襲われたり、土壌が崩れたり――それでも食料を手に入れる方法が残される。こういった例のいくつかはすでに起きつつあるからこそ、この日の午後、ポリフェイス農場の売り場は大忙しだったのだし、全米の町や都市でファーマーズ・マーケットが流行っているのだ。

「代替的な食体系は隅の方でじわじわと増えているんだ」ジョエルはそう続けた。「ある朝、大手ブロイラー企業のフランク・パーデュー社長やらドン・タイソン社長やらが起きてみたら、世界が変わってしまったことに気づくだろう。一晩じゃ変わらないかもしれないが、絶対にそうなるさ。ある日曜日の朝、カトリックの神父が教会に来て、驚いたときと同じようにね。おかしいな、今日は礼拝にあんまり人がいないじゃないか。一体皆どこに行ったんだろう、ってね」

第14章　食　事――牧草育ち

金曜日、ポリフェイス農場を離れる前、私はその日の夕食の材料を集めた。その日、シャーロッツビルに住む古くからの友人のために夕食をつくることにしていたのだ。実ははじめは、ポリフェイス農場の食材をクーラーボックスに詰めてカリフォルニアの自宅に持って帰って料理しようと思っていた。けれども農場からそう離れていない場所で料理した方が、地産地消の食物連鎖というテーマに即しているのではないかと考え直した。もとはといえば、肉を宅配便で送ることの罪のせいで、私はここスウープに来ることになったのだ。一週間教えを受けたあとも何も成長が見られないのかとジョエルに思われたくはなかった。

大型冷蔵庫から、水曜日に処理した鶏丸ごと二羽分と、木曜日の夕方一緒に集めた一ダースの卵を頂戴した。そして温室に寄り、スイートコーンを一〇本ほどとった（一週間の労働代だといって、ジョエルは代金を受けとってくれなかったが、払っていたとしたら、鶏は一ポンドあたり二ドル五セント、卵一ダースは二ドル二〇セントと、ホールフーズよりかなり安い。これはグルメ専門店で見かけるような高価な食品ではないのだ）。

シャーロッツビルへの道すがら、ほかの食材もいくつか買った。地元産で、バーコードゼロの純潔を守るようなものを選ぶようにした。サラダ用には、美味しそうな地元産のルッコラを見つけた。ワインショップでは、わずかな数のバージニア産ワインをお国自慢的に並べた棚を見つけたが、ふと悩んだ。地産地消のメニューという自己満足にこだわるあまり、食事が台無しになってしまったらどうしよう。この一週間一滴もワインを飲んでいなかった私は、まともなワインが切実に飲みたかった。バージニアのワインは真価を認められているのだとどこかで読んだが、どこのワインだっていつもそういわれているではないか。ふと、二五ドルのヴィオニエが目に入った。それまで見たバージニアワインのなかではいちばん値が張るもので、誰かが自信を持ってつくった証拠だろう。ショッピングカートに入れることにした。

それからデザート用のチョコレートも必要だ。幸いなことに、バージニア産のチョコレートというのはないので、罪悪感を感じることなくベルギー産のチョコレートを選ぶことができた。地産地消を熱心に推進する人も、フードシェッド（食物界。地域の食物連鎖のことで、ウォーターシェッド（分水界）に似せてつくられた言葉）は、コーヒー、茶、砂糖、チョコレートなど、地元でつくれないものは地元産以外のものを使ってもいいとしている（ああ、良かった）。食のグローバル化の数千年前から同じことが行われているからだ。

ポリフェイス農場にいた間から、私は何をつくろうか考えていた。いろいろな食材があるから、選択肢は多い。まずメニューの終わりから考えてみたが、ポリフェイス農場の卵を鮮やかに演出してくれるようなデザートをつくりたかった。その魔法のような素晴らしさをシェフから何度も聞かされたからだ。そして、一種の魔法が必要なチョコレートスフレなら、当然の選択だと思われた。副菜は、これも当然スイートコーンだ。夕食を披露する相手には子供もいるし、この夏まだ誰もトウモロコシを食べていなかった。

それでは肉は何にしよう。まだ六月だったので、牛肉や豚肉や七面鳥の肉はなかった。ジョエルは牛や七面鳥は夏のもっとあと、豚は秋にならないと処理しない。大型冷凍庫に去年の冷凍の牛肉や豚肉はあったが、新鮮な材料を使いたい。ウサギ肉（ラパン）はリスクが大きいだろう。友人のマークとリズが好きかどうかわからなかったし、二人の息子たちがウサギさんを食べたがるとは思えなかった。そうなると鶏が唯一の選択肢になる。この一週間、私にとっていちばん近い存在だった動物だ。正直にいえば、まだ吐き気が抜けない。処理場での作業や、内臓を堆肥《たいひ》にした作業からまだまもない私に、鶏肉が食べられるだろうか。

私が複数の段階を経た準備をすることにしたのは、おそらくこの吐き気のせいだろう。マークたちの家に着いたとき、まだ夕食までかなりの時間があった。ということは、鶏肉をブライニング（塩水漬け）する時間があるということだ。そこで、鶏二羽を八つ切りにして、水にコーシャーソルト、砂糖、ローリエ、醤油《しょうゆ》数滴、ニンニク一かけ、ブラックペッパーとコリアンダーシードの粒をひとつかみ入れたなかに、鶏肉をつけた。薪を使ってゆっくり焼くつもりだったので、ブライニングすれば肉が水分を吸収して、火でかたくなるタンパクを分解してくれるから、肉がかさかさにならない。

けれどもブライニングには（鶏を何片かに切るのと同じように）、肉に対してだけでなく、私自身に対してもある効果がある。それは、この食事と水曜日の処理作業との距離を少し広げてくれるのだ。あのときのある種の臭いは、まだ私の鼻腔にひっかかったままだった。肉を料理する理由のひとつは（味を良くして消化しやすくするほかには）、実は動物同士の残酷なやりとりを文明化、あるいは純化することにある。人類学者のクロード・レヴィ＝ストロースは、文明とは生ものを調理済みのものに、つまり自然を文化に変換するプロセスだという。私が処理と内臓摘出を手伝ったこの鶏に関していえば、料理の火をおこす前から、ブライニングはその変換プロセスを始めてくれているのだ。文字通りの意味でも、比喩的な意味でも、塩水につけるという行為は肉を清めてくれる。おそらくそれだから、コーシャーの規則では肉を塩水につけることが定められているのだろう。コーシャーは、動物を殺して食べることに文化が折り合いをつける方法の一例だ。

数時間後、私は鶏肉を塩水からとり出して洗った。肉を広げて、やや水浸しになった皮がこんがりと焼けるように、さらに一、二時間おいて水を切る。マークたちの家のバーベキューグリルはガス式だったので、薪の火にできるだけ似た火をおこさなければならない。そこでリンゴの木の若枝をいくつか折ってきて葉をとってから、グリルの上に置いた。この若枝は焦げずに燻《いぶ》されることになる。ガスを弱火にして、オリーブオイルを少々鶏肉にすり込んだあと、グリルのリンゴの枝の間に置いた。あとで入れるトウモロコシの分のスペースもとっておく。

外のグリルでじっくりと鶏肉が焼ける間、私はマークたちの一二歳の息子ウィリーとスフレづくりにとりかかった。ウィリーには小鍋でチョコレートを溶かす作業をしてもらい、私は卵を割って卵白と卵黄に分けた。卵黄はニンジンのように鮮やかなオレンジ色をしており、その質はやはり見事で、卵白と卵黄を分けるのは訳なくできた。次に卵白に塩をひとつまみ入れて泡立てる。数分もたつと、透明だった卵白が真っ白になり、もったりとした丸みのある角《つの》が立ってきた。料理家ジュリア・チャイルドによれば、このときに砂糖を加えて、泡立て器をいちばん速いスピードにするのだ。卵白はあっという間に倍に膨れあがり、さらに倍になった。卵のタンパクがかたまって、ごく小さな空気のポケットがつくられる。オーブンの熱でこのポケットが広がると、スフレは膨れあがる——すべてつつがなくいけばの話だが。

卵白がかたさを増し、雪景色のように真っ白な角がぴんと立つくらいになってから、泡立てる手を止めた。すでにウィリーが溶けたチョコレートに卵黄を入れてつくっておいた、ねっとりしたシロップをこの卵白に混ぜる。そしてこのふわりとしたトースト色の生地をスフレ容器に入れて、脇においておく。シャーロッツビルのパティシエが、ポリフェイス農場の卵を大いに勧めるのはなぜなのか、納得した。ジョエルが卵の筋肉と呼ぶ特質のおかげで、作業は実に楽だった。

次に、ウィリーとトウモロコシを外のデッキに持って行って、皮をむいた。とれたてのトウモロコシはあまりにも新鮮で、皮をむくと勢いのいい音をたてた。この料理は鶏のお祝いなんだよ、と私はウィリーに説明した。いまグリルで香ばしい香りをたてている、主役のメイン料理だけでなく、半ダース分の卵が入ったスフレと、それからトウモロコシも。トウモロコシは、もとは分厚く重ねられた鶏糞の堆肥で育ったのだ。メニューに詳しく書くべきことではないだろうが、鶏糞が甘くて美味しいキツネ色のトウモロコシに変わるのだ。魔法みたいだ、とウィリーはうなずいた。

くだんのトウモロコシは、ゴールデンバンタムという在来種（エアルーム）で、一九〇二年に導入された。それは品種改良家がスイートコーンの甘さを高める方法を見つけるずっと前のことになる。トウモロコシの遺伝特質の劇的な変化は、工業的食物連鎖の産物だ。工業的食物連鎖では、収穫後の野菜は、一年中いつでもどこでも手に入れられるように大陸横断の旅に耐えられなければならない。トウモロコシの場合は、収穫されると糖分がすぐにデンプン質に変わってしまうことが問題だった。

そこで一九六〇年代前半、糖分をつくる遺伝子をコピーする方法が発見された。ところが、いわば地方から都市部への翻訳の過程でトウモロコシからは何かが失われてしまったようだ。実のなめらかさはほとんど消え、トウモロコシ特有の風味は、一般的で一面的な甘さにとって代わられた。工業的食物連鎖の長い鎖のニーズは、そのような折り合いを正当化するかもしれないが、夕食の数時間前にトウモロコシを畑からとることができれば、その必要はない。もちろんトウモロコシの素朴な甘さが感じられないほど、工業食品のイージーな甘さによって味蕾《みらい》がおかしくなっていなければの話だが。いまは、清涼飲料などと甘さを競わなければならないのだから。

今回と同じメニューは、自宅でも同じ基本的な食材を使って、何度もつくったことがある。だが違いこそ目に見えないが、これはまったく違う食事なのだ。素晴らしい色の卵黄以外は、この卵はほかの卵と何ら変わらない。鶏肉もそうだ。けれどもこの鶏が、鶏舎で穀物を食べる代わりに戸外の牧草地で暮らしたということは、その肉と卵をほかのものと比べるための重要な特徴といえる。牧草は、鶏や卵、牛肉や牛乳の栄養価を大きく変えることを示す科学的研究は増えている。先の章で、従来の食品と比べて、オーガニック食品はどこが優れているのかという問いかけをしたが、牧草育ちの食品の場合、答えを出すのはもっと簡単だ。

まず、おそらく意外なことではないだろうが、牧草に含まれているベータカロチン、ビタミンE、葉酸《ようさん》は、牧草を食べる動物の肉に入る（卵黄がニンジン色をしているのは、カロチノイドのおかげなのだ）。そのような肉は、穀物だけで育った動物の肉と比べると、脂肪分が格段と低い。これも炭水化物の多い食生活をするとどうなるか考えてみれば、意外なことではないだろう（運動についても同じだ。牧草育ちの動物は、運動ができるのだ）。ところが脂肪はすべて平等ではない。多価不飽和脂肪は、飽和脂肪よりも体によく、ある種の不飽和脂肪はより優れている。そして牧草育ちの肉にできる脂肪は、私たちにとって最高の質の脂肪なのだ。

これは何も偶然ではない。人類の長い栄養面の歴史を振り返れば、私たちは狩猟採集民が手に入れられたような食べ物を食べるように進化してきたのだ。私たちは狩猟採集民の遺伝子のほとんどを受け継ぎ、体も（大体のところは）そのままだ。人類が農作物に体を慣れさせるのにまだ一万年もたっておらず、それは進化全体の歴史ではほんの一瞬にすぎない。さらに私たちの体にとって、工業的農業食――トウモロコシのようなわずかな主食に基づいた食生活――は、生物学的にはまだ新しいものだ。戸外の牧草地で育ち、野生動物のような食生活を送る動物なら、人間は少なくとも旧石器時代から食べているが、穀物を食べる動物を口に入れるようになったのは、ごく最近のことなのだ。

それだから、野生動物に栄養価がそっくりな牧草育ちの肉を食べた方が人間の体にいいというのは、進化の面からも理屈に合う。穀物育ちに比べて、牧草育ちの肉・牛乳・卵は脂肪分や飽和脂肪分が少ない。また、牧草育ちの動物には共役リノール酸が含まれているが、肥育《ひいく》場育ちの動物には見られない。この脂肪酸には、減量や癌予防の効果がある可能性を示す最近の研究もある。だが最も大切なのは、牧草育ちの肉・卵・牛乳は、オメガ3脂肪酸の含有度が高いことだ。これは、緑色植物と藻類の細胞でつくられる必須脂肪酸で、人間の健康に不可欠な役割を果たし、特にニューロン、つまり脳細胞の成長と健康にかけがえのないものだ（魚は最も重要な種類のオメガ3脂肪酸の含有度が陸上動物より高いことにも注目するべきだが、牧草育ちの動物にもα-リノレン酸などの重要なオメガ3脂肪酸が含まれている）。

人間の食生活におけるオメガ3脂肪酸の役割については、まだ研究が重ねられなければならないが、たとえば、妊娠中にオメガ3脂肪酸のサプリメントを飲んだ女性の子供のIQが高かったり、オメガ3脂肪酸の含有度が低い食生活の児童は問題行動や学習上の問題が多かったり、含有度の高い餌を食べた子犬は訓練がしやすいなど、現時点では示唆に富む研究結果が出ている（これはすべて、二〇〇四年の国際脂肪酸・脂質学会議で発表された論文からとった）。

現代の食生活における変化で、最も大切であるにもかかわらず見過ごされているのは、オメガ3脂肪酸と、やはり必須脂肪酸であるオメガ6脂肪酸の割合だ。前者は植物の葉でつくられ、後者は種でつくられる。その名が示す通り、両方とも必須だが、そのバランスが崩れると問題が起きる（量自体よりも割合の方が大切だとする研究もある）。オメガ3脂肪酸に対してオメガ6脂肪酸の割合が高いと、心臓病のリスクが高まる。それは前者が血の流れを良くするのに対して、後者は凝血を助けるからだ（前者は抗炎症性、後者は炎症性である）。私たちの——そして私たちが食べる動物の——食生活が、緑色植物から穀物（草からトウモロコシ）をもとにしたものに変わり、オメガ6脂肪酸対オメガ3脂肪酸の割合は、およそ一対一（狩猟採集民の食生活）から、一〇対一になった（硬化油の製造過程でもオメガ3脂肪酸がとり除かれてしまう）。

いつの日か、これは食物連鎖の工業化がもたらした最も有害な変化だった、といわれることになるかもしれない。この変化に気づかなかったのは、オメガ3脂肪酸の重要性が一九七〇年代まで知られていなかったからだ。土壌に関する知識が充分でなかったように、栄養に関する知識が少なかったことも、食物連鎖の工業化が私たちの健康に及ぼした影響を隠してしまった。けれども、食生活における脂肪の構成の変化は、現代の食生活に関係があると長年指摘されてきた、心臓病、糖尿病、肥満など、文明病と呼ばれる様々なメカニズムを解明するかもしれない。あるいは、子供の学習や行動、成人のウツ病なども。

この分野の研究は、従来の栄養学の考えをひっくり返してしまう。たとえば、長い間、赤肉は心臓病と関連づけられてきたが、問題点はその動物自体ではなく、その動物が食べるものにあるとも考えられる（これが、アメリカ人より赤肉を多く食べる現代の狩猟採集民に、心臓病の割合が低い理由なのかもしれない）。最近では、養殖のサケも肥育場の牛のような飼料——つまり穀物――を与えられているため、案の定、オメガ3脂肪酸のレベルは野生のサケに比べてかなり低い（天然の魚は特にオメガ3脂肪酸の含有度が高い。藻や植物プランクトンから食物連鎖をあがると脂肪が濃縮されるからだ）。従来の栄養学の知識では、サケは牛肉よりも当然体にいいものだとされていたが、それは牛が穀物を、サケがオキアミを食べるという前提にたっている。牛が牧草だけで、サケが穀物だけで育ったのなら、牛の方が体にいいかもしれない（牧草育ちの牛肉は、オメガ6脂肪酸とオメガ3脂肪酸の割合が二対一だが、トウモロコシで育った場合は一〇対一以上の差がある）。どのような動物を食べるかということは、その動物が何を食べているかということほど重要ではないのかもしれない。

ある種の食べ物（そして食べ物の食べ物）の栄養的な質が少し上下する程度でおさまるのでなく、まったく違うものに変わってしまうのなら、それは工業的食物連鎖を大きく阻むことになる。牛肉は牛肉でサケはサケだというのが、この食物連鎖の大前提だからだ。さらに、コストの問題にも新たな見方が生まれる。量より質が大切なら、食べ物の価格と栄養素の価値との関連性は低くなるからだ。卵を買うときに、オメガ3脂肪酸とベータカロチンとビタミンEの単位を基準にした場合、ポリフェイス農場の一ダース＝二ドル二〇セントの卵は、スーパーで一ダース＝七九セントで買える工業的卵よりも実はお得だということになる。ある卵がほかの卵に、鶏肉がほかの鶏肉に、牛肉がほかの牛肉と外見が変わらない限り、質と量の入れ替わりは大半の消費者には気づかれないままだろう。けれども、電子顕微鏡や質量分析計を持っている人には、それは実は同じ食べ物ではないのだということが、ますます明確になっているのだ。

それでは、ふつうの味蕾の持ち主の場合はどうだろう。牧草育ちの鶏肉は、どれぐらい味が違うのか。トウモロコシを入れるためにバーベキューグリルのふたをあけてみると、何ともいえない良い香りがした。チキンはこんがり焼けて、皮はぱりっとして、薪の火であぶったような感じになっている。トウモロコシにはオリーブオイルをすり込んで塩と胡椒《こしょう》をかけたが、熱くなったたくさんの実が焼けるのを待つだけで、数分しかかからないはずだ。

鶏肉の皮とトウモロコシの焼け具合は似ているが、実はまったく違う化学反応によるもので、それが各々の風味と香りに影響している。トウモロコシに起きているのはカラメル化で、糖質が加熱されると何百もの複雑で香りの強い化合物に変化し、トウモロコシ特有の甘さに、燻したような風味が出る。一方、鶏肉の皮に起きているのは、化学者がメイラード反応と呼ぶもので、鶏肉の炭水化物がある種のアミノ酸と熱で反応して、大きく複雑な化合物をつくる。この化合物には硫黄と窒素の原子が入っているため、肉本来の味よりもこってりした豊かな香りと風味が出る。つのる空腹感を感じながら、グリルの上のトウモロコシと鶏肉をひっくり返していたとき、私が見て匂いを感じたものについて、少なくとも化学者ならそう説明しただろう。

トウモロコシが充分焼けてから、鶏肉をグリルから下ろして脇におき、数分たってから皆を食卓に呼んだ。ふつうなら、他人の家で自分が料理を披露することは少し奇妙に感じるかもしれないが、マークとリズとは気心が知れた仲なので、まったく不自然だとは思わなかった。だからといって、ふつう料理人が食前に抱える不安を感じなかったわけではない。この場合、リズは料理の腕前が素晴らしく、食事にうるさいことも心配の種だった。前回ポリフェイス農場を訪ねた後、やはりここでポリフェイス農場産のステーキを料理したときに、リズが顔をしかめて皿を向こうに押したときのことを私は忘れていなかった。牧草育ちの牛肉は草の味がするものだが、それがうまく良い風味になるとは限らない。私はまったく気にならない風味だったのだが。

私は鶏肉とトウモロコシを載せた皿をまわし、乾杯のグラスをあげて、感謝の言葉を述べた。まず、もてなす側兼客になったマークとリズに。それから、目の前にある食事の食材を育ててくれた（そして提供してくれた）ジョエル・サルトンと彼の家族に。これから食べようとしているものを、ある意味ですべて提供してくれた鶏に。この世俗的な食前の祈りは、要するに、この食事の様々な食材と、それにまつわるカルマ的な借りを認識することだった。そしてその借りを、私はいつもよりひしひしと感じていた。

「食事の始まりには、客は何も話さず、あるいは何かいわれても耳を傾けずに、ただ黙々と食べるものである」と、『美味礼賛』の第一章「食卓の快楽」にブリア＝サヴァランは書いている。私たちはその通り、口のなかで満足そうな声をたてる以外はひと言も発さなかった。鶏肉はこの世のものとは思えないほど美味だったといっても差し支えないだろう。マホガニー色の皮はぱりっとしていて、まるで北京ダックのような食感だ。肉はしっとりとしてコクがあり、目が覚めるような風味があった。もちろんブライニングの材料とリンゴの枝の味もするが、鶏肉自体の味がそれらを圧倒している。これは褒《ほ》め言葉に聞こえないかもしれないが、まさに鶏肉らしい香りと味の鶏肉だ。リズも同様の意見で、鶏っぽい鶏肉だ、と賞賛した。それはつまり、あの固有名詞としての本来の鶏肉のイメージにぴったりだということだ。もういまではそんな鶏肉を口にできることは滅多にない。この味は、一体何のおかげなのだろうか。牧草か、虫か、それとも運動か。ジョエルならこういっただろう。「鶏らしく生きた鶏は、鶏らしい味がするのさ」

ほかのものの風味もすべて、同じように素晴らしい特質を表していた。香ばしいトウモロコシ、レモンの香りのするルッコラ、桃を思わせる芳しさのヴィオニエ。それぞれが派手派手しいまでに明るい原色の流れをつくっている。微妙な味わいというものはなく、どれもが個性を主張している。

こうしてポリフェイス農場産の食材をひと口食べたからには特に、誰もがポリフェイス農場のことを知りたがった。マークたちの長男マシューは一五歳で、ベジタリアンだ（このときもトウモロコシしか食べなかった）。マシューには、鶏の処理作業について、食卓では答えない方が無難だと思われるような具体的な質問をいろいろと聞かれた。私はポリフェイス農場で過ごした一週間について話した。サルトン家とその動物たちについて。鶏と牛と豚と牧草の共栄的なダンスについて。そのダンスを司る、堆肥や虫や内臓などについては詳しく話さなかった。幸いそのすべてや、あの漏斗《ろうと》状の処理用容器も、目の前の香ばしく甘い香りのおかげで背景へと押しやられ、私は心から食事を堪能《たんのう》することができた。

それには、予想を上回る素晴らしいワインもひと役買った。食卓を囲む会話が様々なトピックに及んだことも。農場での私のパリス・ヒルトン的冒険談から、ウィリーの作曲について（彼は第二のボブ・ディランになることを私が保証する）。マシューの夏のフットボール合宿について。

マークとリズが執筆中の本について。さらに教育、政治、戦争など、まるでだらせん状に立ちのぼっていく煙のように、会話のテーマはとりとめもなく広がった。この日は六月終わりの金曜日で、一年でいちばん日が長い日のひとつでもあったから、私たちはゆったりと食べ続けた。それに食卓についたときにオーブンにスフレを入れたばかりだったから、デザートができるまで時間はたっぷりあった。

ブリア＝サヴァランは、食べるという行為自体の喜びと、食卓の快楽とをはっきりと区別している。前者は、欲求が満たされる実際の直接的な感覚であり、動物もこの感覚を持っているが、後者は、人間独特の感覚だ。それは、食事に関係する事実や物事や人など、様々な状況によって生まれつくられた感覚であり、文明の最も素晴らしい産物だとしている。半ば沈黙のなかで動物的な食欲を満足させることから、会話の風船を投げ合うことまで、食卓で共有する食事はすべて、この自然から文化への進化を再現するものだ。食卓の快楽は食べることから始まるが（ブリア＝サヴァランがいうように、特に肉の場合はそうだ。その昔、肉を焼いて分けることで、私たちは集まったのだから）、最後は人間の会話で結ばれる。生のものが調理済みに変化するように、ただの食べるという行為が、食卓を囲むことに変化するのだ。

夕食の間ずっと、このような変化について私は考えていた。農場で一週間働いたことは、食の芸術というよりは、その生物学に近づかせてくれた。鶏の内臓を堆肥にするところから美食道までをつなぐ線は想像を絶するほど長いが、確かにその線は存在している。おしゃべりをしながらスフレが魔法のようにふくらむのを待っていると、チョコレートの焼ける香りがキッチンから漂い、家のなかをいっぱいにした。成功していますように、と念じるようウィリーにいってオーブンをあけさせると、まずぱっと輝くウィリーの顔が、次にふっくらとしたスフレがいかにも窮屈そうに白い容器から大きな頭を出しているのが見えた。成功だ！

これは変化のなかでも最も目を見張るようなものだ。半ダースの卵にただ砂糖とチョコレートを入れただけで、天上界のものかとまがうばかりのデザートができあがるのだから、本当に不思議ではないか。スフレとは、ふくらませるという意味で、語源はラテン語の息だ。ほとんど空気でできているのだから当然だろう。スフレには、命の息吹というスピリチュアルな意味もある（英語のスピリット（spirit）の語源は息だ）。これもぴったりだ。料理で何かを魂に近いものに昇華させることにいちばん近いのが、スフレなのではないか。

このスフレのできは完璧とはいえなかった。ややざらっとした食感があったのは、卵を泡立てすぎたせいかもしれない。けれども味は本当に格別だった。濃厚なのに羽のように軽いスフレを舌の上で転がしながら目を閉じると、不意によみがえってきた。ジョエルの鶏たちが、エッグモビルのスロープを降りて、早朝の牧草地に広がっていく光景が。この見事なひと口のスフレを生んだ、あの牧草が。

第3部

私の食物連鎖

森林

PERSONAL

THE FOREST

第15章　狩猟採集者

真剣な遊戯

私にはもうひとつつくりたい食事があった。それは、最も短い食物連鎖の終わりにあるもので、自分自身が狩猟・採集・栽培した食材だけでつくるディナーだ。過激なまでに自給自足的な、この種の食生活を実現できる人たちもまだいるが（そう多くはないにせよ）、私はその一人ではない。私にできるのは栽培だけで、ずっとガーデニングをやってきたし、家庭菜園からつくった食事も数知れないが、それには動物性タンパクは含まれない。この食事は、動物、植物、キノコ類という、食べ物の三つの王国すべてを代表する食材でつくりたかった。しかし狩猟やキノコ狩りに、私はまったく準備ができていなかった。

私は狩猟など一度もしたことがなかったし、撃ったことがあるなかでいちばん危険な銃といえば、おもちゃのピストルぐらいだろう。昔から何かと災難に巻き込まれるたちだったので（子供の頃はカモメに頬《ほほ》を噛みつかれたり、ベッドから落ちて鼻の骨を折ったりした）、火を噴く武器の類《たぐい》とは充分な距離をおくのが無難だろうといつも考えていた。それに、アメリカで狩猟の文化に参加するには、あるタイプの父親が必要になる。素晴らしきインドア派だった私の父は、断固としてそのタイプではなかった。ステーキレストランが発明されたからには、狩猟は無意味な活動になったと父は考えていた。それはまず絶対に家の外に出なければならず、血を見るかもしれない娯楽であるからには、ユダヤ系以外の異教徒に任せておけばいいのだと。だから狩猟で夕食の食材を得るために、私は一から学ばなければならなかった。

父よりは自然によく触れていた母のおかげで、私は採集の経験ならあった。夏に母が連れて行ってくれた浜辺では、オオノガイの潮干狩りをした。貝が自分を守ろうとこちらに水を吹いてくるまで、平らな砂浜に貝があけた穴を掘り続けたものだ。夏の終わり頃には、ビーチプラム狩りをして、母はそれでルビー色に輝く酸っぱくて美味しいジャムをつくった。このジャムは冬の間ずっとトーストに塗るたびに、八月の夏休みの思い出を呼び起こしてくれた。それから妹たちと一緒に、ブラックベリーやハックルベリーをデザート用に摘んだ。ティーンエイジャーになってからは、ワインをつくろうと野生のブドウ狩りもした。けれども発酵についての知識が足りないせいで、一週間ほどすると、つぶしたブドウを入れてふたをしておいた容器が大爆発を起こし、リビングルームの四方の壁と天井にブドウの皮が紙吹雪のように飛び散ってしまった。それからあるときは、ササフラスの苗木の根からルートビア（訳注：ハーブが原料の清涼飲料）をつくろうとしたが、匂いだけそれらしきものができただけだった。

このごく初歩的な採集の冒険には、野生のベリーやキノコには命を落とすような毒があるものもあるという、母の医務総監的警告がいつもついてきた。母はいかにも、森で子供がちょっとつまみ食いをすればあっという間に死んでしまうのだという口ぶりだった。だから私はよく知られている果実以外は摘まず、店で買うキノコはいつでも食べたが、森でキノコを見かけても絶対に手を触れなかった。野生のキノコをとることは、切れた電線に触ったり、お菓子に釣られて見知らぬ人の車に乗るのと同じように、命にかかわる危険な行為なのだと、私は恐怖感をすり込まれたのだ。

それだから、自分で狩猟採集した食材で料理をするには、このキノコ恐怖症も克服しなければならないもうひとつの壁だった。野生のキノコもどうしてもメニューに載せたかったからだ。キノコ狩りは野生のものを食べる行為のリスクと報酬を最もはっきりと浮き彫りにする、狩猟採集精神を体現するものだと私は考えていた。三つの王国の代表者を招くのなら、美味なキノコと致死的なキノコの識別方法を学ばなければならない（実は四つ目の王国のものも何とか手に入れようと私は考えていた。それはあるミネラルだ。自宅から運転できる距離にソルトフラット（塩類平原）が見つかればの話だが）。

なぜわざわざこんな面倒なことをするのか。何も、狩猟採集の食物連鎖が現代の人類にとって現実的な選択肢だというのではない。実際、それはまったく現実的ではないのだ。まず、全人類を養うほどの数の動物も、野生の植物やキノコも、もう残っていない。素晴らしいライフスタイルだった狩猟採集を人間が捨てたのは、その度が過ぎて自らが依存していた大型動物相を破滅させたせいだというのが有力な説だ。それ以外に、なぜこのような健康的で比較的楽しい生活を、骨の折れる単調な農耕の生活と交換したのか説明がつかない。農業は人類に偉大な恵みをたくさん与えてくれたが、感染症（人間同士あるいは人間と動物が狭いスペースでともに暮す生活）や栄養失調（良い作物ができたとき同じものばかりを食べてしまい、不作のときには何も充分食べられないこと）をもたらした。平均的な狩猟採集民は狩猟採集に一週間に一七時間以上かけなかったと人類学者は推計しており、農耕民よりはるかに強靱《きょうじん》で長生きだったという。農耕民は過去一、二世紀にやっと旧石器時代の人間の体型と寿命をとり戻したのだ。

つまり、狩猟採集の時代に戻りたいとしても、それはもはや現実的な選択肢ではない。人間の数は多すぎ、動植物は少なすぎるからだ。漁業は狩猟採集のうち経済体として残った最後の食物連鎖だ。けれどこれも、狩猟が畜産に負けたように、養殖に押されている。私たちの孫の世代が生きる世界では、職業としての漁業はもう歴史の遺物になっているのを想像することは、悲しいが、難しくはない。

現在、狩猟採集と栽培は概して一種の遊びである。もちろん特に地方では、いまでもタンパク源をいくらか得るために狩猟し、庭の菜園でできたものを食べ、あるいはアミガサタケや行者ニンニクやアワビなど、野生のご馳走《ちそう》を採集して収入を得るサブカルチャーがまだ存在している。しかし、これらの値段が非常に高いということは、狩猟採集で収入を得られる人がわずかしかいない証拠だ。

それだから、狩猟採集の食物連鎖はあちこちで多少は見られるが、現時点での価値は、経済的や実践的というよりは教訓的なものである。ほかの主な娯楽と同じように、洗練され、現実的で、成熟した生活の殻に包まれた私たち人間が、実は何ものなのかを教えてくれる。人類はその歴史の九九％、野生の動植物を狩猟採集して食料を得てきた。この食物連鎖こそ、自然淘汰が人類のために選んだものなのだ。農耕民としての一万年の歴史を経て、進化の過程で人類はいくつかの新しい特質も得た（成人の乳糖耐性はその一例だ）。けれども大部分においては、やや心もとなくとも狩猟採集民の体を維持したまま、狩猟者の目で世界を見ているのだ。

「私たちは更新世に戻らなくてもいい。体はまだその時代を離れていないのだから」環境哲学者ポール・シェパードはそう書いている。彼は大自然を賞賛し、近代的なものを慨嘆《がいたん》している。私は森のなかで獲物を追いかけることがそこまで快適だとは思えないが、狩猟が自分の生い立ちには反する一方で、遺伝子には反さないことがわかったのは、ひと安心だ。

食材を狩猟採集（および栽培）するというこの実験は、嫌でも生態系や食の倫理について教えてくれるだろう、と私は考えた。それは、スーパーマーケットやファストフード店や、農場においてでさえも学ぶことができない、根源的なことだ。たとえば人間と、人間が依存している動植物（そして自然界）とのつながり。自然界のなかで、どれが食べられるもので、どれが食べられないものなのか。摂食者としてだけでなく狩猟者として、それからそう、ほかの生き物を殺す者として、人間はどのような形で食物連鎖に参加しているのか。

この最も短く歴史の古い食物連鎖に、たとえわずかの間でも再び参加してやり遂げたかったのは、自分が食べる動物を殺すことに、もっと直接的な意識をもって責任をとることだった。そうでなければ動物を食べるべきではない——そう思ったのだ。バージニアでは鶏を何羽か殺したが、その経験は私を混乱させ、いちばんの難題は解決されないままだった。ほかの作業者とペースを合わせなければいけないような流れ作業で家畜を処理するのは、自分がしている行動を完全に意識することができなくなる最適の方法だ。それと対照的に、狩猟者になればおそらく、森でひとり自分の良心だけを見つめることになるのではないか。

そしてそれは、私が狩猟採集で学びたかったことにつながるのだ。食事をつくって食べることに必要な、すべての過程を完全に意識すること。それが、アイオワのトウモロコシ畑を訪ねたときに始まった旅の最終目的地だったのだと私は気づいた。私たちを支える食物連鎖を見える限り果てまでたどり、現代の工業的な食の複雑さに隠れた根源的な生物学的現実を見つめ直すということなのだと。

「土壌・植物・動物・人間の食物連鎖への人間の依存と、生物相の根本的な構成を思い起こさせてくれるような経験には、価値があるものだ」アルド・レオポルドは『野生のうたが聞こえる』でそう書いている。レオポルドがここでいっているのは狩猟についてだが、ガーデニングやキノコ狩りについても同じことがいえるだろう。「文明はいろいろな機械や仲介者によって、本質的な人間と大地の関係を混乱させてしまった。私たちは産業に支えられていると信じているが、産業を支えているのは何かを忘れている」

私が狩猟採集をやりたいと思った裏には、このレオポルドの命令もあったのかもしれない。同じくヘンリー・D・ソローの書いたある一文も。『ウォールデン森の生活』にあるその文を何年も前に初めて読んだときは、癪《しゃく》に障ったものだ。「銃を放ったことのない少年は哀れだと思わざるを得ない。彼はそれだから人道的だというわけではなく、その教育は悲しくもなおざりにされたのだから」

その哀れな無学の少年は私だ。けれどもその少年はいま、ソローとレオポルドの挑戦を受けて立つことにした。私たちが涼しい顔をして食と呼ぶ、ほかの動植物との関係のエキサイティングな網の隅まで探索し、それを最小限の要素まで突きつめ、真正面から見すえて、そこに何があるのか見極めるのだ。

私のウェルギリウス

さて、気持ちだけはあったが、それをどう実現するかはまた別の話で、難題が次々と姿を現した。狩猟どころか、まず銃の撃ち方はどうやって習えばいいのか。免許は必要なのだろうか。実際に何か殺してしまったあとは、どうすればいいのか。動物の解体とはどうやってやるものなのか（ところで獲物を解体することを英語で着せる（dress）というが、何とおかしな表現だろう）。自信を持ってキノコを識別して実際に食べるなど、現実的に可能なことなのだろうか。

私に必要なのは、狩猟採集（そして捕殺）の技に長けているだけでなく、私自身はほとんど知らない北カリフォルニアの動植物とキノコに精通している、いわばウェルギリウスのような人物だ。そういえば書くのを忘れていたが、もうひとつ大きな問題がある。この実験を始める直前、私は北カリフォルニアに引っ越してきたばかりだったのだ。私が知っていたニューイングランドの森や野原とは——まあその知識もささいなものだったが——生態系をひとつ飛び越えてしまった場所に。実質上別の惑星のような地で、狩猟・採集・栽培を学ばなければならない。ここには私がまったく何も知らない、見慣れない動植物が生息しているのだ。この地では皆、いつ何を狩猟するのだろう。それからここ北カリフォルニアのバークレーは、どの植物耐寒ゾーンに入るのか。また、キノコが雨後のキノコのごとく増えるのは、いつどこなのか。

偶然にも私のウェルギリウスは、ちょうどいいタイミングで現れた。彼がその人だとわかるまで、しばらく時間がかかったが。その人アンジェロ・ガロは、恰幅がよくがっしりとしたイタリア人だ。五日ほど伸ばしっぱなしにしたような無精髭《ぶしょうひげ》をたたえ、眠たげな茶色の目をしたアンジェロは、食材探しと料理に執念にも近い情熱を持っている。私がカリフォルニアに引っ越してからまもない頃、招待されたディナーの席にアンジェロも居合わせることが多かった。

しかし、アンジェロがごくふつうの受け身の客であるときは滅多にないことに私は気づいた。そう、アンジェロはいつも、食事の物語に密接にかかわっていた。たとえば、サンフランシスコ・ベイエリアのボリナスで友人がその朝釣ったオヒョウを埠頭でもらってきたり、ディナーの席にやって来る途中、道ばたに生えているフェンネルを摘んできたり。それからテーブルの上にあるワインをつくり、オリーブをつけ、生ハムをつくったり……。それからアンジェロは、いつも必ずキッチンに立って料理をしていた。お得意のフェンネルのケーキを配って皆の食欲をそそり、その間ファッロパスタやワイルドピッグのサラミやバルサミコ酢の正しいつくり方を説明してくれる。バルサミコ酢は、一〇年から一二年も熟成させて、適切な樽がなければできない。アンジェロはつまり、料理番組専門チャンネルのフードネットワークを一人で出張して演じているような、まるでスローフード運動のシンボル的な人物だった。

そうこうするうちに、アンジェロの経歴もわかってきた。年は五八歳、イタリアのシチリア島出身で、一八歳のときに家を出て、ある女性を追いかけカナダにたどり着いた。二〇年後、サンフランシスコまで別の女性を追いかけて来て、それ以来住みついている。建築物用の鍛鉄細工(ロートアイアン)をデザインし鍛造《たんぞう》するのが仕事で、ゴールドラッシュの時代から鍛冶場《かじば》だった鍛造工房に住んでいる。だがアンジェロに訊いてみれば、彼の熱い情熱の対象は、何よりも食にあるというだろう。特に、子供の頃の味や食習慣を再現することなのだと。子供時代はあまりにも早く終わってしまったと彼は思っているようだ。とりわけうまくいったメニューは、母の味みたいな料理なのだと彼はいう。

「シチリアを離れたあとは、レシピを教わったり、味や香りを思い出すために、母に電話したものだ。僕はシチリアに残してきたものを再現しようとしているのさ」

アンジェロと初めて会った数カ月後、また彼に出くわした。このときは、奇妙なことにカーラジオで。彼は公共ラジオ局の『キッチンシスターズ』という番組で狩猟採集についてインタビューを受けていたのだ。番組のマイクロフォンは、まずポルチーニ茸狩りをする彼を、そして夜明けに遮蔽物《しゃへいぶつ》に身を隠して鴨を待つ彼を追っていた。太陽が昇り、鴨がはばたくのを待ちながら、イタリアでの生活と情熱についてイタリア語訛《なま》りでささやくアンジェロの声が聞こえた。

「シチリアでは、空気の香りでどの季節かわかるんです。オレンジの季節は、オレンジ、柿、オリーブ、オリーブオイルというようにね」

カリフォルニアで、アンジェロはシチリアの暦を再現することに打ち込んでいる。それは、旬の食べ物できっちりとつくられた暦だ。

「シチリアの食べ物は、スーパーのセーフウェイで買うものじゃないんですよ。庭で、自然界で手に入るんです」

クリスマスの時期には、イブに食べる七種類の魚介類を使った伝統料理をつくるためにウナギをとる（「ウナギなしのクリスマスなんて考えられませんね」）。一月はアンズタケ狩り。四月は野生のフェンネル摘み。八月はオリーブを摘んで塩漬けにして、九月はブドウを収穫してつぶす。一〇月は野生の動物を狩猟して塩漬け・乾燥・燻製などにする。一一月、最初の雨が降ったらポルチーニ茸狩りだ。このすべての儀式は友人とともに行われ、美味しい食事と、自家製のワインと、会話があとに続く。

「僕はね、狩猟や採集、オペラ、仕事を愛してるんですよ。それから料理に塩漬け作業、サラミにソーセージづくり、秋のワインづくりも。友たちと一緒にそれをやる。それが僕の人生で、情熱なんです」

ラジオ番組が終わる前に、ウェルギリウスが見つかったことに私は気がついた。次にアンジェロに偶然会ったとき、次回何か採集するときには連れて行ってくれないかと頼んでみた。

「それならソノマにアンズタケ狩りに行こうか。時期が来たら電話するよ」

この言葉に勇気づけられ、狩猟にもついて行ってもいいか、訊いてみた。

「そうだね。ハンティングにも一日出かけよう。鴨か、ワイルドピッグでもね。でもその前に、免許をとって射撃の講習が必要だよ」

ワイルドピッグだって？　どうやら、考えていたよりたくさん学ぶことがありそうだ。

ハンティング講習

狩猟免許をとるための手続きをすべて終えるには、数カ月かかった。まずハンティング講習コースを受講して、試験を受けなければならない。カリフォルニアでは誰でも強力なライフル銃を買えるのだが、まず一四時間の講習と、勉強が必要な一〇〇問のマークシート式テストを受けなければ、動物に向けて銃を撃つのは違法なのだ。次の講習は、二カ月後の土曜日だった。

しかしこうしていよいよ、猟獣やキノコを狩りに出かけるのだとわかった私に、面白い現象が起きた。私は狩猟採集者になりはじめたのだ。狩猟採集ができると考えただけで、森で散歩することの意味と気分が急に変わり、まわりの風景のすべてを食事になる可能性のあるものとしてとらえるようになった。映画『ウッディ・アレンの愛と死』でウッディ・アレン演じるキャラクターがいったように、自然は巨大なレストランなのだ。

それはまるで、自然界を、たぶん食べられるものと、おそらく食べられないものとに分けて見ることができる、新しい眼鏡をかけたようだった。もちろん大部分は、どちらがどちらなのかわからなかった。私はまだ不慣れだったし、この土地にも来たばかりだったので、狩猟採集者としての視力は完璧には程遠かった。それでも私は、いろいろなものに気がつきはじめた。午後によくウォーキングをする道ばたには、柔らかな丸い黄色の花が咲くカモミールが生えている。日陰にはパースレインウィンターが（コネティカットの自宅の庭で栽培していた、葉がコインのような形をした多肉植物だ）、日向にはカラシナがある（アンジェロはラピーニと呼び、若葉をオリーブオイルとニンニクでソテーすると美味なのだそうだ）。ブラックベリーの花や、ウズラやハトなどの食用になる鳥もときどき見かけた。

まあ、自然を味わうのに素晴らしく高尚なやり方だとはいえないかもしれないが、何年も経験しなかったような形で、私の目と意識は研ぎ澄まされた。私は図鑑を使ってたくさんの知らない動植物を調べるようになった。それまではただの葉っぱやキノコ、あるいは羽根のついた背景の音としてしか考えなかったようなものを。

ある一月の午後、バークレーヒルズでウォーキングをしていると、日陰になった細い道が森の方に続いているのを見つけた。その小道をたどってみると、大きなオークと月桂樹の木立にぶつかった。アンズタケはいまぐらいの季節に古いオークの木のまわりに生えるのだと本で読んだことがあったので、目をこらしてみた。それ以前にアンズタケを見たのは、パスタのソースのなかか、食品店でだったが、黄色っぽいオレンジ色をした分厚いトランペットのような形を探せばよいことはわかっていた。オークの木の下にある落ち葉のあたりを見てみたが、何もない。あきらめて帰ろうとしたところ、明るい卵黄色の何かが、私が踏んだ落ち葉から数十センチもしないところにかすかにちらついて見えた。落ち葉をどけてみると、そこには、大きな壺のような形の肉付きのいい、絶対確かにアンズタケだと思えるキノコがあった。

だが、本当にアンズタケなのか？

どれぐらい、確かなのか？

私は家にそのキノコを持って帰り、泥を払って皿に入れると、図鑑をとり出して確かめにかかった。その色、かすかなアンズに似た香り、左右不均衡のラッパのようなかさ、浅い模様の疑似のひだ。すべて図鑑通りだと自信はあった。けれども、口に入れてみるほど自信があるかといわれれば、答えはノーだ。図鑑には、ひだがやや薄い偽アンズタケについても書いてある。さあ、厄介だ。薄い、厚いは、何とも相対的な言葉ではないか。このキノコのひだが薄いか厚いか、どうやってわかるというのか。大体、何と比べて薄くて厚いのか。母のキノコ恐怖症的警告が頭に鳴り響く。自分の目も図鑑も信用できない。誰なら信用できるだろう。そうだ、アンジェロだ！

しかしアンジェロに訊くのなら、このキノコひとつを持って、わざわざ橋の向こうのサンフランシスコまで出かけることになる。それはちょっとやりすぎに思えた。こうして、初めて自分で見つけたアンズタケらしきものをソテーして食べたいという思いは、わずかな疑念と戦い、何の不安もなしに食べることはもはやかなわず、結局捨ててしまった。

このときはわからなかったが、この午後、私を身動きできなくしていたのは、雑食動物の〝ジレンマの角《つの》〟だったのだ。

第16章　雑食動物のジレンマ

口や体だけでなく、意見にも合うもの

アンズタケ――あるいは偽アンズタケかもしれない――と遭遇して、私は人間の食の最も根源的な問題を体験した。それは、食べ物には危険なものもあり、そうでない場合も厄介なものだということだ。雑食動物の幸運は、自然界のありとあらゆるものを食べられることにある。一方、その不幸は、どれが安全なのかを考えるとき、大体は自分しか頼るものがいないことにある。

本書の冒頭で書いたように、雑食動物のジレンマあるいはパラドックスは、ペンシルベニア大学の心理学者ポール・ロジンが一九七六年に書いた論文「ネズミ、ヒト、その他の動物における食物選択」で初めて説明されている。ロジンは人間の食物選択の仕組みを理解するために、雑食動物であるネズミの食物選択行動を研究した。人間と同じように、ネズミは自然の恵みと種々の危険に毎日直面している。それは動植物や微生物が捕食者に食べられないよう身を守るためにつ

くった危険なのだ。植物やキノコは身を守るために、シアン化物や蓚酸《しゅうさん》から、様々な種類の毒性のアルカロイドやグルコシドまで、あらゆる毒をつくる。そして同じように、死んだ動植物にコロニーをつくる細菌は、ほかの捕食者を寄せつけないように毒素を生産する（同様に、人間はネズミから食べ物を守るために毒を製造する）。

ほかのもっと特化した摂食者については、自然淘汰が食物選択の問題を解決してくれる。たとえばオオカバマダラ蝶の場合、食べ物はトウワタの葉だけだ。自然界のほかのすべてのものは食べ物ではないのだと遺伝子にしっかりと組み込まれているから、何かを見て食べるべきかどうか決める考えや感情は必要ない。これはオオカバマダラ蝶の消化機能が、その生存に必要なものをトウワタの葉からすべて引き出せるからだ（鳥が嫌う毒も）。

一方、ネズミや人間にはもっと多くの栄養素が必要で、いろいろな食べ物を食べなければならず、そのいくつかは疑わしいものだ。食べ物になり得るかもしれないものに遭遇すると、雑食動物には、単食動物が経験したことのない二つの感情の対立が起きる。両方の感情には、それぞれ生物学的な理由がある。ひとつは新しいものに対する合理的な恐怖心である食物新奇性恐怖、もうひとつは危険だが必要な受容性である食物新奇性嗜好だ。

ネズミは新しい食べ物のリスクを最小限にとどめるために、その消化器を実験室として使うことをロジンは発見した。ネズミは新しい食べ物（食べ物だと推定して）をほんのわずかかじってみてからしばらく待つ。そして腹が痛くなれば、それは三〇分前に食べた何かが原因なのだと関連づけられる程度に、因果関係について明らかに最低限の理解力を持っている（社会学者のいう遅延学習だ）。また、一生その物質を避けるという記憶力もある（これがネズミに毒を盛るのが難しい理由だ）。私も例のアンズタケを少しだけかじってみて、どうなるか様子を見てみるという、同じ戦略を使ってもよかったのかもしれない。

食物選択に関するロジンの初期の研究では、雑食性の問題が、人間がどのように何を食べるかだけでなく、どのような種《しゅ》であるのかを説明する大きな手がかりになると仮定された。同じくロジンやほかの研究者が行った人類学や心理学分野の後続研究でも、このことが確認された。雑食動物のジレンマという概念は、単に動物の食物選択行動だけでなく、霊長類（人類を含む）のさらに複雑な生物文化的適応と、人類の不可解な文化的慣行の謎を解くものである。クロード・レヴィ＝ストロースの有名な言葉のように、「人類にとって食べ物とは、口や体だけでなく、意見にも合うもの」なのだ。

雑食動物のジレンマは、私たちが野生のキノコを食べるかどうか決めるとき、毎回繰り返される。一方、食べられるはずのものとの、それほど原始的ではない遭遇においても起きる。たとえば、朝食用シリアルの売り場で外箱の栄養価の情報をじっくり読んで考えるとき。どのようなダイエットをしようか考えるとき（低脂肪か低炭水化物ダイエットか）。マクドナルドの新しいチキンナゲットを食べるべきかどうか悩むとき。有機農法と従来農法のイチゴのコストと利益を比較するとき。あるいはユダヤ教のコーシャーやイスラム教のハラールの規律に従うべきか無視するべきか、肉食は倫理的に防御できるのかどうか決めるとき。つまり、肉やこれらのものが、口だけでなく、自分の意見や考えに合うのかということだ。

ホモ・オムニバラス（雑食人類）

雑食性であることは、私たち人間の体に深く刻み込まれている。私たちの体は自然淘汰によって、素晴らしく多様な食生活ができるようになっている。動物の肉を嚙みちぎれば植物もすりつぶすという万能の歯。食べ物に応じて、肉食類、げっ歯類、あるいは草食類のように動かせる顎《あご》。それから私たちの胃は、エラスチンを分解する酵素を生産する。エラスチンは肉だけに存在するタンパク質だ。人間の代謝には、植物からしか得られない化合物（ビタミンCなど）のほかに、動物からしか得られない化合物（ビタミンB12など）も必要だ。つまり食生活の多様性は、人間の生活にスパイスを与えるだけでなく、生物学的に必要であるようだ。

それと比べて、特化した食生活の動物は、わずかな種類の食べ物から必要なものをすべて得られる。そのうえ、消化機能が高度に特化しているので、雑食性の難題に脳を使わなくてすむ。たとえば反芻《はんすう》動物が食べるのは草だけだ。草は反芻動物に必要なすべての栄養素を供給することはできないが、第一胃に存在する微生物に食べ物を供給し、その微生物は反芻動物の生存に必要なほかの栄養素を供給する。反芻動物の食の守り神は、頭ではなく胃にいるのだ。

消化器官と大きな脳の間には進化的な取引があるようで、食物選択の問題に対応するため、それぞれがまったく異なる進化的戦略をとっている。自然界で最も偏食のコアラは、小さな脳の戦略の典型例だ。ユーカリの葉しか食べないなら、夕食に何を食べようかと考えるために使う脳内回路はあまり必要ない。実際、コアラの脳は頭蓋骨の大きさに比べて非常に小さい。かつてコアラは、もう少しバラエティに富んだ、頭を悩ませる必要のあるような食生活を送っていた。だが、現在のようなきわめて限られた食生活に進化する過程で脳は使われないようになり、縮んでしまったのだと動物学者は考えている（食品神話（フードファディズム）の信奉者は要注意だ）。コアラにとって脳より大切なのは、ユーカリの葉の繊維質を分解できる長さの消化器官だ。同じ理由で、人間のような霊長類の消化器は、多様で質の高い食生活を送るように進化するとともに、徐々に短くなっていったのだ。

脳の小さな単食動物の食生活はシンプルだが、同時に脆弱性も高くなる。コアラよりネズミや人間の数が多いのはそのせいもあるだろう。病害や干ばつで地域のユーカリの木が壊滅を受けたら、それでおしまいなのだ。一方、ネズミや人間は地球上のどこでも生きられる。いつも食べている食べ物が不足すれば、新しい何かを試すことができる。地球上に、まだ誰も食べたことのない栄養源はもう存在しないだろう。昆虫、ミミズ、土、キノコ、苔《こけ》類、海草、腐った魚、根、若枝、茎、樹皮、つぼみ、花、種、果実。あらゆる動物の体のあらゆる部分。それからもちろん、ハギス（訳注：羊などの臓物・オートミールなどと脂肪などを動物の胃袋に詰めて煮たスコットランド料理）や、グラノーラ（訳注：押し麦に砂糖やナッツやドライフルーツなどを混ぜた健康食品）や、チキンマックナゲット（数え切れない選択肢から少しの栄養素しか食べない人がなぜいるのかは大きな謎だ。食物新奇性恐怖で少し説明できるかもしれないが）。

このような柔軟な食の代価が、代謝的に高くつく複雑な脳だ。雑食動物は、食べ物かもしれないもののうちどれが安全なのか、膨大な量の脳内回路を感覚・認知の道具として使わなければならない。食物選択には、すべての食べ物と毒を遺伝子に暗号化する情報が多すぎる。それだから雑食動物は、遺伝子にメニューを書いてもらう代わりに、すべてを分類する複雑な感覚・知的な道具を持つように進化したのだ。人類の持つそのような道具のいくつかはきわめて単純で、ほかの哺乳類と共通したものだが、一方で、霊長類だけに見られる驚異的な適応の技である道具もある。さらに、自然淘汰と文化の発明の間の不明瞭な線をまたいで存在する道具もある。

第一の道具はもちろん味覚であり、食べ物の価値と安全性を選ぶ基本的な作業を行う。あるいはブリア＝サヴァランが『美味礼賛』に書いているように、「味覚は自然が提供する様々な物質のうち、口に入れるのに適切なものは何か選択を助ける」のだ。人間の味覚は複雑だが、まず二つの強い本能的な偏向から始まる。ひとつは肯定的で、もうひとつは否定的なものだ。

第一の偏向は甘さへの傾向であり、自然界の炭水化物エネルギーのとりわけ豊かな源のシグナルである甘みを好む傾向だ。事実、満腹のときにも、甘いものへの食欲は衰えない。だからこそデザートは食事の最後に出るのだろう。甘い物好きとは、大きな脳が膨大な量のグルコースを要求する（グルコースは脳が使える唯一のエネルギーである）雑食動物の優れた適応例だ。あるいは少なくとも、糖質のもとになるものが少なく、遠くに存在した昔は、優れた適応だったといえる（成人の脳の重さは体重の二％だが、脳はエネルギーの一八％を使い、そのエネルギーすべてが炭水化物由来でなければならない。食品神話の信奉者は再び要注意だ）。

味覚の第二の偏向は、苦みを嫌う傾向である。苦みは、植物が自己防御のために生産する毒だ。

妊婦は特に苦みに敏感だが、これはたとえば、ブロッコリのような食べ物にあるごく微量の毒からもおなかの子を守ろうという適応例だろう。舌に感じる苦さは、体に毒が入らないように注意を喚起する警告なのだ。ブリア＝サヴァランは、これを味覚の忠実な衛兵と呼んでいる。

嫌悪感も、雑食動物のジレンマを乗り越えるもうひとつの貴重な道具だ。嫌悪感という感情は、食べ物とはまったく関係ない数多くのものに長い間結びつけられてきたが、嫌悪感を表す英語disgust の語源（中期フランス語 desgouster（味わう））が示しているように、実はその起点と原因は食べ物である。ロジンは、嫌悪感について共著も含めていくつかの論文を書いており、不快な物質を体にとり込むことの恐怖心だと定義している。何に嫌悪を感じるかというのはおおむね文化によって決まるが、文化を超えて嫌悪を感じさせるものもあり、それは皆、動物由来のものだとロジンは指摘している。

たとえば、体液、分泌液、死体、腐りかけた肉、糞便などだ（面白いことに、ほかの人間の体液で私たちが嫌悪感を感じないのは、人間しかつくることのできない涙である。使用済みのティッシュのうち、どんな使い方がされたものなら、他人と共有してもよいと感じるか考えてみればわかるだろう）。細菌性の毒のある腐った肉や、感染した体液など、危険な動物質を口に入れないようにするために、嫌悪感はきわめて有用な適応だ。ハーバード大学の心理学者スティーブン・ピンカーによれば、嫌悪感は直感的な微生物学なのだ。

味覚は確かに便利だが、何が食べられて何が食べられないかということの充分な案内役にはならない。たとえば植物の場合、最も苦いものが、貴重な栄養素や有用な薬であることもある。植物の栽培化（その過程で人間は一般に苦くないものを選んできた）が始まるはるか昔から、植物の防御機構か、味への抵抗感を克服することによって、人間はその利用価値を確かめるいろいろな手立てをつくりあげてきた。

アヘンのとれるケシの液汁やヤナギの樹皮は、まさにその例だ。両方とも非常に苦いが、強力な薬を含有している。ヤナギのサリチル酸（アスピリンの有効成分）に治療的特質があり、ケシのアヘン剤で痛みが緩和されることがわかると、その苦さに対する人間の本能的な忌《き》避《ひ》感は、これは苦いが口に入れるべきだというもっと確かな文化的な信念に負けた。要するに、人間の認識、記憶、コミュニケーションの力が、この植物の防御機構を克服したことになる。

また人間は調理などによって、植物の苦い毒をとり除き防御機構を解けることを発見した。たとえばアメリカ先住民は、ドングリをすりつぶし水に浸して炒れば、苦い実から豊かな栄養素が得られることを学んだ。さらに、キャッサバ（タピオカ）の根はシアン化物を生産して、ほとんどの捕食者に対して身を守っているが、調理をすれば食べられることも人間は発見した。これによって、人間は素晴らしく豊かな炭水化物エネルギー源を手にした。それと同様に大切なのは、人間がキャッサバを独り占めできたことだ。バッタや豚やヤマアラシなど、キャッサバの捕食者となり得る動物は、まだその防御機構を解いていないのだ。

調理は人間の最も優れた道具のひとつであり、食べられるものの範囲を大きく広げた。事実、調理こそが人間の人間らしさをつくったのだ。調理が動物の肉と植物を消化しやすくしたことは、初期の人類が摂取するエネルギーの量を大きく増やした。これが一九〇万年前の原人の脳が劇的に大きくなった原因だとする人類学者もいる（同じ頃、当時のヒトの歯・顎・胃腸は現在のヒトのもののように小さくなった。それは、大量の生ものを消化する必要がなくなったからだ）。さらに調理によって消化性が向上したため、植物を採集したり生の肉を噛んだりすることにかける時間が短くなり、ほかのことに費やす時間とエネルギーが増えた。

もうひとつ重要なのは、雑食動物である人間と、人間に防御機構を解かれて食べられるようになった動植物との進化的な軍備競争が、調理によって急激に変化したことだ。たとえば、果実はほかの動物に食べられることがいわば公然の利益であるし（種子を広める戦略になるからだ）、草も捕食者に食べられることによって、まわりに日陰をつくる競争者がとり除かれる。だがそれ以外の野生の動植物は、捕食者に食べられてもまったく利益がないため、自分を守る防御機構を身につけるように進化した。けれども進化は止まることがないから、捕食者も栄養源の防御機構を解こうと対抗的な適応をするべく絶えず進化して、植物や菌類の毒を解毒する新しい消化酵素や、動植物の擬態を見抜く認識力などを身につける。それに対して、被食者は捕獲や消化を難しくするような新しい防御機構を得るべく進化する。

この捕食者と被食者の軍備競争は、人類が現れるまでは粛々としたペースで行われていたが、苦みのある植物を調理するというような対抗策の出現で、ルールが完全に変わってしまった。動植物が苦心してつくりあげてきた防御機構は突然破られたのだ。さらに新しい防御機構がつくられるとすれば、それには長い、進化的な時間がかかることになる。

調理は、人間が自然界で新しい生態学的ニッチを得た証拠としてよく引用される（道具やほかの原生人的発明とともに）。これを認知的ニッチと呼ぶ人類学者もいる。この用語は、生物学と文化の間の線を消すのが意図のようにも見受けられるが、実はそれこそがポイントなのだ。こういった人類学者の考えではほかの動植物の防御機構を解くために人間がつくった様々な道具――調理・処理技術だけでなく、狩猟採集の道具や能力全般――は、いわゆる生物文化的な適応なのであり、文化的発明ではなく進化的な発達であり、自然淘汰とは別なのだ。

この意味で、キャッサバの根を調理することや、安全なキノコがどれかを判断するために苦労して手に入れた知識を広めることは、牛が第一胃の細菌を使って栄養を得ることとそう変わらない。牧草だけを食べる食生活を、牛は第一胃の巧妙な適応によってバランスのとれたものにしている。これに対して、人間は認識、記憶、コミュニケーションという素晴らしい能力を使ってキャッサバを調理し、食べられるキノコを識別して、その貴重な情報を共有する。人間と牛の戦略では、ひとつは認識力に頼り、もうひとつは胃に頼るという、同じ自然淘汰のプロセスが起きているのだ。

食べるという不安

自然界で認知的ニッチを持つ雑食動物であることは、メリットでもありデメリットでもある。それは、大きな力にもなり不安のもとにもなるからだ。雑食性のおかげで、人間は地上のありとあらゆる環境に適応できるようになった。そして、人間自身があまりにもうまく防御機構を解いたためか、あるいは単なる偶然のおかげで、好みの食べ物が絶滅しても生き残れるように適応した。原始の巨大象マストドンが消えたら、バイソン、そして牛が現れ、チョウザメのあとはサケが、その後にはキノコからつくられる植物性タンパク質のクォーンが現れたように。

雑食動物であることには、深い満足感も伴う。新しいものを楽しむ生来の食物新奇性嗜好と、知っているものだけを食べたい安心感という新奇性恐怖の両方からその楽しみは得られるのだ。食べ物に対する単純な感覚的反応（甘さ、苦さ、嫌悪感）から始まり、コアラや牛には想像もつかないような芸術的な快楽の伴う、複雑な味覚の規範を人間はつくりあげたのだ。ブリア＝サヴァランは、「食べられるものはすべて、人間の膨大な食欲の思うままであり、人間は味覚という機構によって希有《けう》な完璧さを備え、自然界で唯一の美食家になった」と書いている。

この洗練された意味での味覚は、食卓に人を呼び集めるだけでなく、地域の集団としての人々をまとめる役目を果たす。なぜなら、地域社会の食の嗜好――自分たちの口や意見に合う、驚くほど少数の食べ物と調理・処理法――は、社会をまとめる最も強い要素だからだ。歴史的に見ても国の食文化は、きわめて安定して変わりにくいものだ。だからこそ、たとえば移民がある国に同化しているかどうか見るときに、冷蔵庫は同化の兆候が最後に訪れるだろう場所なのだ。

けれども、雑食性の人間が直面する豊かな選択肢は、牛やコアラには想像もつかないようなストレスと不安をもたらす。牛は何も考えずに、良い食べ物と悪い食べ物を区別する。一方、人間の場合、大体の区別を最初は感覚が手伝ってくれるが、それを記憶して保つためには文化に頼らなければならない。それだから、タブー、儀礼、マナー、料理の伝統などの複雑な構造によって、正しい食のルールを体系化する。それは、食べるのに適切な一皿の量がどれぐらいかということから、食べる順番や、ある動物を食べるべきかどうか、ということまで網羅する。人類学者は、このようなルールに生物学的意味があるのかどうか議論している。ユダヤ教のコーシャーの規律のようなルールは、健康のためというよりは、ある集団にアイデンティティを強いるためのものだろう。しかし食のルールの多くには、確かに生物学的な意味があり、スーパーマーケットに行くたび、あるいは食卓につくたびに、雑食動物のジレンマに直面することから私たちを守っているのだ。

たとえば、料理という食のルール——食べ物と味の組み合わせ——は、よく見てみれば、雑食動物のジレンマにうまく折り合いをつけている。生の魚を食べるリスクは、強力な抗菌性のあるわさびと一緒に食べることで最小限に抑えられる。同様に、食べ物がすぐに腐る熱帯地方の料理の多くには、抗菌性のある強いスパイスが使われる。メソアメリカでライムで調理したトウモロコシを豆と一緒に食べたり、アジア地域で発酵させた大豆をご飯と食べたりすることには、これらの植物の栄養素をさらに強める効果がある。発酵していない大豆は、タンパクの吸収を阻害する抗トリプシン因子があり消化されにくい。また、トウモロコシはライムなどのアルカリ性のものと調理されなければ、ナイアシンが吸収されず、ナイアシン欠乏症（ペラグラ）になる。トウモロコシと豆には必須アミノ酸が欠けているが（前者はリシン、後者はメチオニン）、一緒に食べれば適切なバランスが保たれる。同じように、発酵した大豆と米を一緒に食べれば、栄養のバランスがとれる。

ロジンが書いているように、料理とは、食について文化が累積した知恵を体現したものなのだ。ある文化がほかの文化の食をとり入れるときには、それに関連した料理法と知恵も一緒にとり入れなければ、病気などの原因になる。さらに料理は、食物新奇性嗜好と恐怖の緊張を和らげるのに役立つとロジンは書いている。新しい食べ物を料理するときに、たとえばよく使うスパイスやソースなど、すでに知っている風味で調理すれば、新しい食材も馴染みやすくなり、摂食の緊張を和らげることになるのだ。

食の問題に対処するために文化的なエネルギーが多く費やされることに、人類学者は驚きを隠さない。けれども、人間について学ぶ者がずっと考えてきたように、食の問題は、ほかのいくつかの存在的な問題にも緊密にかかわっているのだ。倫理学者のレオン・カスは、『飢えたる魂』という興味深い著書のなかで、人間の食の哲学的意味を多く引き出している。雑食性に関する章では、ジャン＝ジャック・ルソーの一説を長々と引用している。ルソーは『人間不平等起源論』で、食における本能からの自由と、自由意志というより大きな問題との関係を説明している。ルソーはこの文で、さらに大きな概念を突き止めようとしているが、雑食動物のジレンマについても適切な一節を残している。

獣の行動は自然に、人間の行動は自主的な意志に、それぞれ従うものである。獣は本能により、人間は自由な行動によりものごとを選び、あるいは拒む。それだから獣は、それが自らの身のためになる場合でも、決められたルールから逸脱することはできず、逆に人間は逸脱したがために損をすることも少なくない。従って鳩は極上の肉が盛られた皿のそばで、猫は果物や穀物の山の上で飢えて死ぬ。いずれもそれを試しさえすれば、飢えることもなかろうに。一方、放埒な人間は暴飲暴食が原因で、熱を出し死に至ることもある。それは頭が感覚を堕落させ、自然が沈黙するときも意志はものをいうからである。

本能が何を食べるべきかを教えてくれないから、驚異的な何でも食べる食欲のせいで、人間はただの腹痛以上の様々なトラブルに陥りがちだ。何でも食べることを人間にやめさせているのが自然でないのなら、それは何なのだろう。特に最も恐ろしい、同じ人間を食べるという行為を。何でも食べられる生き物というのは、野蛮になる可能性を秘めている。自然が人間の食欲に線引きをしないから、人間という雑食動物の食習慣は、すべての文化において様々なタブー（とりわけカニバリズムに対するタブー）や習慣、儀礼、マナー、伝統の料理法のもとで取り締まられたのだ。雑食動物のジレンマからおびただしい数の倫理的なルールへは、まっすぐつながった短い道がある。人間は集団で生きる限り、食がその道に沿うように調整してきたのだ。

アリストテレスは、食欲をおさめる徳がなければ、動物のなかでも人間は最も邪悪で野蛮で、性と食に関しては最悪であろうとしている。ロジンは、フロイトは性欲ではなく食欲についての心理を研究すればもっとうまくいっただろうと冗談半分で書いている。食も性も、人間が動物種として生き残るために必要な、基本的な生物学的欲求だ。そして両方とも、社会の利益のためには慎重に導かれ社会化されなければならない（「ただあるものが美味しそうだというだけでつかみとることはできない」とロジンは指摘している）。しかし、食は性よりも重要なのだとロジンは主張する。私たちはセックスがなくても生きることはできるし（少なくとも個のレベルでは）、その頻度は食べることよりも格段と少ない。また、人前で行うのはどちらかといえばセックスより食べることであるから、性と人間よりも、食と人間との関係の方が複雑な文化的変質を遂げてきたのだ。

摂食障害に病むアメリカ

文化がつくりあげた習慣やルールは、人間の欲と社会の衝突を調停する役目を果たしてきた。ロジンはそこまで書いていないが、それは性より食の面で人間に救いをもたらしたのではないか。フロイトらは過剰に抑圧的な文化が性的神経症の原因だと非難しているが、それが私たちの神経症的な食生活の主犯だとは思えない。その逆に、人間の食生活は、人間と食との関係を管理する文化の力が弱くなるにしたがって苦しみを増すようだ。

これこそが、特にアメリカにおける、現代の摂食者としての私たちの災難なのではないか。アメリカには、しっかりとした食文化が存在したことはない。移民はそれぞれの国の調理法をアメリカの食卓に持ち込んできたが、どれもアメリカ全体の食文化をまとめるほど強いものではなかった。私たちは、新奇性嗜好と恐怖といういわば発作を繰り返し、断固としてアメリカの食を立て直そうとしているのだ。これが、アメリカ人がありとあらゆる食品神話やダイエットの格好の餌食《えじき》になる原因なのかもしれない。

そういえばこの国では一九世紀末、ジョン・ハービー・ケロッグ博士がミシガン州バトルクリークに開いた伝説的に馬鹿げたサナトリウムに、最も金も教育もあるたくさんの人たちが、高い金を払って入院していたことがある。このサナトリウムでは、ブドウしか与えない食事法と、一時間おきの浣腸などが行われていた。同じ頃、やはり多くのアメリカ人が、フレッチャーイズムという流行に流されていた。これはひと口何か食べるごとに一〇〇回噛むという方法で、この咀嚼《そしゃく》法の教祖的存在だったホラース・フレッチャーが導入したものだ。

この時代は、アメリカの食品神話の最初の黄金時代だ。その擁護者は、もちろんそれをただの流行ではなく、私たちが現在の食品神話に対して考えるのと同じように、科学に基づいた食事法だと考えていた。当時、最新の栄養科学では、肉食は大腸内の有毒な細菌の成長を促すとされ、ケロッグはそれと戦うために肉を糾弾し、大量のブルガリア式ヨーグルトを食べさせるだけでなく浣腸も使うという、患者の消化器官への二重攻撃を加えた。こんな方法に流された人たちを笑うのは簡単だ。だが、私たちはだまされないと断言できるのだろうか。現在のアトキンズダイエットが謳《うた》うケトーシス説（炭水化物がないと体は体脂肪を燃焼するようになるという説）も、ケロッグの方法と同じように、いつかはエセ医学だと笑われることになるかもしれない。

面白いのは、この手の天地をひっくり返すような栄養学的流行がアメリカで始まるきっかけは、ほんのささいなことだという点だ。科学的研究や新しい政府指針、あるいは医学の学位を持ったたった一人の変人が、全米の食生活を一夜にして変えてしまうのだから。二〇〇二年の『ニューヨーク・タイムズ・マガジン』誌の記事は、アメリカの最近の炭水化物恐怖症の発作を独力で起こしたも同然だろう。けれども基本的なパターンは、何十年も前から形づくられていた。そのパターンは、しっかりとした食文化の伝統がないという脆弱さが、いかに雑食動物としての不安を招き、企業やエセ医者につけいる隙を与えるかを示している。数十年ごとに新しい科学的研究が登場し、主流の通説に疑問を投げかける。何十年も問題なく食べられてきたある栄養素が、実は致死的であることが発見されたり、あるいはほかの栄養素が健康食品としての新しいステータスを得たりする。業界はその後押しをする。こうしてアメリカ人の食生活は根底から覆され続けるのだ。

カナダ人の歴史学者ハービー・レベンスタインは、アメリカの食について優れた社会的歴史書を二冊著しており、ケロッグ全盛期からのアメリカ的食なるものを導いてきた考え方をうまくまとめている。「何を食べるべきかは味で決められるものではない。好きなものだけを食べるべきではない。食べ物の重要な要素は目で見えたり味がしたりはせず、科学研究所でのみ認識できるようなものである。実験的科学が、病気を予防し長寿を促す栄養のルールをつくるのだ」

通説というのは、それがそうとは見られないような場合に力を発揮するものだ。少なくともここ一〇〇年ほどのアメリカ人属にとって、レベンスタインの指摘する考え方は奇妙でも議論を呼ぶものでもないだろう。

この通説がどれほど変わったものかということ、さらに、何世代もほとんど変わらない食生活を続けて、味や伝統という古めかしい基準に頼って食べ物を選ぶ文化があることを、特にアメリカ人は簡単に忘れがちだ。そしてアメリカ人は、栄養学やマーケティングより習慣や喜びを重んじて食事をする文化の方が、食生活に関係する健康の問題が少ないことに驚く。

フレンチ・パラドックスは、なかでも最も有名なものだ。だがロジンが指摘したように、フランス人はまったくそれを逆説的だとは思っていない。アメリカ人がこの表現を使うのは、ワインをがぶ飲みしチーズをむさぼる国民が、心臓病も肥満の率も自分たちより低いことが、食の通説を混乱させるからだ。

アメリカの通説では、ある特定の美味しい食べ物は毒だと決めつけられる（いまは炭水化物、昔は脂肪）。そして食事をどのように食べるのか、あるいは食に対してどう考えるかが、実は食べ物そのものと同じぐらい大切だということが認識されていない。フランス人は、不健康なはずのものをたくさん食べる。だが、厳しくしっかりとしたルールのもとでそうしているのだ。まず大量に食べたり、お代わりすることはしない。間食も、個食も滅多にない。人と一緒に食事をすることは、長く楽しいイベントなのだ。つまりフランスの食文化は、雑食動物のジレンマとうまく折り合いをつけており、健康を害さない食の楽しみを実現しているのだ。

アメリカにはそのような食文化がないから、食に関するすべての疑問は混乱をきたすのかもしれない。脂肪か、炭水化物か。三食きっちり食べるべきか、少しずつ何食も食べるべきか。ローフード（生）か調理済みか。オーガニックか工業食品か。菜食主義か絶対菜食か。肉か人工肉か。スーパーの棚には、ひどく奇抜な食品があふれている。食べ物と栄養サプリメントとの間の境界線は曖昧《あいまい》になり、プロテインバーやプロテインシェイクが食事代わりになっている。こういった新しいエセ食事を車のなかで一人で食べるアメリカは、必要なのは信仰だけで、救済のためには道徳律はいらないと、一人一人が食の救済を模索する、無律法主義の摂食者の国になってしまった。アメリカがこのような数々の摂食障害に悩んでいるのは不思議なことではない。何をどうやって、どこでいつ食べるのかという恒久的な合意が存在しないアメリカに、いわば野生の本能として雑食動物のジレンマが戻ってきたのだ。

この状況は食品業界にとっては当然好都合だ。人は食についての不安をつのらせるほど、マーケティングや専門家のアドバイスの誘惑に弱くなるからだ。特に食品のマーケティングは、不安定な食によって繁栄し、それを悪化させる傾向がある。すでに栄養を充分にとっている人にさらに食品を売るのは難しいから（私たちがいま発見しているように不可能ではないにせよ）、食品企業は高度に加工した新商品を導入して市場シェアを奪うことに力を注いでいる。このような加工食品は、大きく利益をあげ永遠に適応が可能という利点があるのだ。便利さというスローガンのもとで売られる加工食品は、新しい食事の場をつくるように設計されている。たとえば、学校へ行くスクールバス（プロテインバーやポップタルト）や、仕事へ行く車のなかだ（キャンベル社は、電子レンジで温めてから車のカップホルダーに入れて片手で飲める、小粒の具入りのスープを開発した）。

食のパターンと栄養の流行を大きく変えた食品業界のマーケティングの成功には、大きな代価がある。何度も何度も食が変わることは、私たちの食にかかわり安定させる様々な社会構造を崩すことになる。それはたとえば、家族で食べる夕食や、間食や個食のタブーなどだ。新しい市場を絶え間なく開拓し続ける食品企業は（小さな子供でも料理が簡単にできるように、電子レンジという大きな助っ人を得て）、特に子供を中心に考えられる限りの層にマーケティングを行い、アメリカの家庭から母の味を奪いとった。

ゼネラルミルズ社のマーケティング担当副社長が、アメリカの典型的な家族の食事について説明してくれたことがある。それは、同社のコンサルタントの人類学者が、調査対象の家庭に金を払ってキッチンとダイニングルームの天井に設置したビデオカメラで明らかになったものだ。母親は、子供の頃の夕食が懐かしいのか、いちおう何か一皿とサラダをつくるが、本人以外は結局誰も手をつけない。

子供たちも父親も——父親がもしいれば——それぞれ違うものを用意する。父親は低炭水化物ダイエット中、ティーンエイジャーの子はベジタリアンで、八歳の子はピザしか食べない。ピザが好物ならピザだけ食べさせておけばいいという精神科医のお墨付きだ（大きくなってから拒食症などになると怖いからだ）。約三〇分ほどの間に、一人一人がキッチンに入って来て、冷凍庫からできあいの冷凍ディナーを一人分とり出して電子レンジに入れる（こういった冷凍ディナーの多くは、八歳の子供でも安全に調理できるようにつくられている）。チン！　といったら、それぞれが夕食をダイニングルームの食卓に持って行く。こうしてこの家族の何人かが一緒に食卓を囲む時間は、数分間ほどあるときもあれば、ないときもある。こういった形で夕食を食べる家族も、調査に「毎晩、家族で夕食を食べる」と答える四七％のアメリカ人に含まれているのだ。

社会学者のダニエル・ベルは『資本主義の文化的矛盾』で、資本主義は利益を第一に追求することから、様々な文化的支柱を蝕む傾向があると、何年も前に注意を喚起している。この文化的支柱は、社会を支えるが商業主義の発展を阻むことが多い。家族で囲む夕食の食卓や、食に関する文化のコンセンサスは、資本主義の最も新しい犠牲者のようだ。食のルールと儀礼というコンセンサスは、新たな加工処理、包装、マーケティングを巧みに駆使し、すでにたっぷり栄養をとっている人々にさらに食べ物を売りつけようとする食品産業のニーズを阻んでしまう。もっと強い伝統があれば、このような容赦ない経済のルールに打ち勝つことができたのかはわからない。現在アメリカのファストフード文化は、フランスのような国でも人気を得るようになっているからだ。

それだから、私たちは動物として振り出しに戻ったも同然だ。何を食べるべきか悩める雑食動物に。料理について培ってきた知恵や自分の感覚という知恵に頼る代わりに、私たちは専門家や広告、政府の食品ピラミッド図、ダイエット本などに頼り、科学を信じて食べ物を選ぶようになった。それはかつて、文化がうまくやっていたことだ。スーパーやファストフード店で、資本主義は自然界に似た風景を再現している。そして私たちはいま、複雑で、栄養学的な危険をはらんだ、雑食動物のジレンマが深く影を落とす風景に立ち戻っているのだ。

第17章　動物を食べることの倫理

ステーキレストランのダイアローグ

ピーター・シンガーの著書『動物の解放』を初めて開いたのは、老舗ステーキレストランのザ・パームで一人座り、ミディアムレアに焼いたリブアイステーキを食べようとしていたときだ。消化不良とはいかなくても、認知的な不協和を起こすのではないかと思われるだろうが、いわばそれが私の目的だった。雑食動物である私が、肉食についてジレンマを感じたのは、とうの昔のことだ。けれども私は、動物を食べ物に変えるプロセスにここまで直接かかわったこともそれまではなかった。ステーキになる去勢牛のオーナーになり、ジョエル・サルトンの処理場で鶏を処理し、こうしていま、野生の動物を狩るための準備を進めている。

このリブアイステーキの夕食を食べたのは、私の534号が処理される前夜のことだった。534号の生涯のうち、唯一見学が許されず、処理予定日以外は何も知ることを許されなかった出来事だが、私は別に驚きはしなかった。精肉業界は、処理現場で何が行われているのか知る人が増えれば増えるほど、おそらく肉を食べる人は減ることをわかっている。それは、必ずしも処理が非人道的だからではない。私たちの多くは、肉がもともとは何だったのか、肉が皿に届くまで何が行われたのか、思い出したくないのだ。動物の権利のリーダー的哲学者を相手に食べた私のステーキディナーは、534号の思い出を記念して、さらに――遅ればせながらということは承知しているが――いままで私がやってきた、そしていまからやろうとしていることを弁護できるかどうか見てみたいという、やや苦しい試みだったのだ。

肉を食べることは、倫理的に問題だととらえられるようになってきた。少なくとも、肉食についてわざわざ考えようとする人にとっては。菜食主義はかつてない人気を誇り、つい数年前までは最も異端的な運動だった動物の権利運動は、急激に文化のメーンストリームに入りつつある。人間は何万年も倫理的な胸焼けを起こさずに動物を食べ続けてきたのに、なぜいまになり、こういった事態が起きているのだろうか。これまでも、オウィディウス、アッシジの聖フランシスコ、トルストイ、ガンディーなど反対者はいるにはいた。だが実際、人間は雑食動物であり、動物を殺して食べることの宗教的・倫理的なジレンマが何であれ、様々な文化的伝統（と殺の儀式から食前の祈りまで）が、それをうまく解決してくれるというコンセンサスが常にあった。何千年もの間、人間の文化は、動物は口や体だけでなく意見にも合うものだと伝えてきたのだ。

近年、医学研究者は、体に合う点について疑問を呈している。一方、シンガーのような哲学者や、ＰＥＴＡ（動物の倫理的扱いを求める人々の会）のような団体は、意見に合うかという点について、新たな問いを突きつけている。それは、肉食が人間の魂や倫理的な自重に合っているのかということだ。最近、特に狩猟は肉を食べる人の間でも不人気だ。彼らが最も反対しているのは、殺すという行為だ（ステーキは動物を殺さなければ手に入るわけがないのだが）。あるいは、動物を殺すことを娯楽にしている点に問題があるのかもしれない。人間の文明は、より高い意識レベルへと手探りで進んでいるのかもしれない。あるいは、動物を食べることは野蛮で、奴隷制度や女性蔑視《べっし》のように、無知な過去の汚点として近い将来振り返るようになるだろうと考えるところまで、人間の倫理的意識は到達したのかもしれない。

それが少なくとも哲学者の考えだ。けれども、肉を食べることにいちいち悩まないようにしていた文化的な規範や儀式は、ほかの理由で壊れたとも考えられる。食の伝統の力が弱まるとともに、私たちが当たり前だと考えていた習慣は宙に放り出され、強い考えや流行の力に打ちのめされやすくなってしまったのかもしれない。

理由は何であれ、結果として、動物というテーマについて尋常でない文化的混乱が生じた。動物を倫理的に思いやろうという人が増えているらしいのと同時に、畜産場の動物には、歴史上かつてないほどひどい苦しみがもたらされている。人間が特別な生物種だという主張は、科学によってひとつひとつ崩されている。文化や道具の発明、言語、おそらく自意識でさえ、考えられていたほどホモサピエンスだけに限られた特質ではないのだと。にもかかわらず、私たちに食べられる動物のほとんどは、デカルトの有名な言葉のように、考えることや感じることができない単なる機械として生涯を送っている。現在、人間と動物との関係は、優しさと野蛮さが共存する極度に矛盾した様相を呈している。アメリカの飼い犬の半数は、今年のクリスマスにプレゼントを受けとるはずだ。一方、犬と同じように知能の高い豚の一生について考えてみる人は少ないだろう。そして豚はクリスマスに、ご馳走《ちそう》のハムとして食されるのだ。

私たちがこのような状況を黙認しているのは、視界から豚の生活が消え去ってしまったからだ。あなたが最後に豚を見たのはいつのことだろう。肉は、なるべく動物の体の一部に見えないような形に切られて包装され、食品店で買えるものなのだ（あなたが最後に肉屋が肉を切っているのを見たのはいつのことだろう）。こうして私たちの生活から動物が消え、動物への優しさや野蛮さに対する現実を見つめる機会のない空間が生まれた。それは、ピーター・シンガーの仲間や、大手ブロイラー企業のパデュー社長のような人たちが、同じようにうまく生きていける空間なのだ。

数年前、イギリスの作家ジョン・バーガーは、随筆 "Why Look at Animals?"（なぜ動物を見るべきか）で、人間と動物が日々触れ合う機会を失ったこと——特に視線を合わせるアイコンタクトがなくなったこと——が、両者の関係を大きく混乱させたのだと書いている。そのアイコンタクトは、いつもやや不思議なもので、動物は決定的に私たちに似ていると同時に似ていないところもあるのだと、日々はっきりと思い起こさせてくれていた。動物の目には、まぎれもなく見覚えのある何か（痛み、恐れ、勇気）と、まったく見込みのないほど相容れない何かも垣間見ることができるのだ。

この逆説の上に、人間は動物を尊重すると同時に、目をそむけずに食べられるような関係を築いた。けれども、そのような和解的関係はほぼ完全に壊れてしまった。いまでは完全に目をそむけるか、菜食主義になるかしかない。私にとっては、どちらの選択肢も特に魅力的ではないし、完全に目をそむけるという選択肢はもはやまったく残っていない。シンガーの『動物の解放』をステーキレストランで読もうとしたのは、こういう理由があったのかもしれない。

だが私がやったことは、肉を絶対に食べ続けたいのならお勧めできない。哲学的な論議とジャーナリスティックな説明の半々で構成されている『動物の解放』を読めば、読者は自分の生き方の弁明に走るか、生き方を変えるかのどちらかしかないだろう。この本はそんな希少な一冊だ。シンガーの論法はあまりにも優れているため、生き方を変える読者も多いだろう。この本は数え切れないほどの人々を菜食主義に改宗させたが、少し読めばその理由がわかった。数ページも読まないうちに、私は私自身と、肉食と、狩猟の計画について、自己弁護をするはめに陥っていた。

シンガーの論理は無用心なほどシンプルで、その前提を受け入れるなら、異議を唱えることは難しい。まず人間の平等という前提を考えてみよう。それはほとんどの人が難なく受け止める概念だろう。だが平等とは、本当はどういうことなのだろうか。事実、人間はまったく平等ではない。ある人はほかの人より頭がよく、見栄えがよく、あるいは才能にあふれている。平等とは道徳的な概念であり、事実の断定ではないとシンガーは書いている。すべての人の利益に対して、彼らがどんな人であるか、あるいはどんな能力を持っているのかにかかわらず、同等の配慮がなされなければならないというのが、彼のいう平等の倫理的な概念だ。

それはその通りだし、ここまでの結論に達した哲学者も少なくない。しかし、次の段階にまで論理を進めた者はあまりいない。「ある人間の知性が高いからといって、ほかの人間を自分のために使う権利があることにはならない。それなら、人間の知性が高いからといって、人間以外の動物を利用する権利がなぜ人間に与えられるのだろうか」

これがシンガーの主張の要点だ。この文章が書かれているページの余白に、私はただちに反論を走り書きした。「だが人間と動物とは、倫理的に大きな違いがあるではないか」

その通り、とシンガーはひるまず認め、それだから、豚と人間の子供は同様に扱われるべきではないのだという。利益に対する同等の配慮は、同等に扱うこととは違うのだと。子供の利益は教育を受けることに、豚の利益は土を掘り起こすことにある。けれども、利益が同じ部分については平等の原則に基づいて、同等の配慮が必要になる。そして、人間が豚やほかの知覚がある生き物すべてと共有するある重要な利益とは、苦痛を避けるという利益である。

ここでシンガーは、一八世紀の功利主義哲学者ジェレミー・ベンサムの有名な一節を引用している。一七八九年、フランスが黒人奴隷を解放し基本的な権利を与えたあと、しかしまだイギリスとアメリカがそれを行う前、ベンサムは「人間以外のすべての動物が同じ権利を手にする日がいつか来るであろう」と書き、さらに、どんな特徴があるものに道徳的な配慮が必要なのか問いかけている。「それは理性的な能力か、あるいは議論する能力なのか。しかし成馬や成犬は、人間の赤ん坊よりもはるかに理性的であり、会話もするではないか。問題は、理性があるか、あるいは話せるか、ということではなく、苦痛を感じるか、ということなのだ」

ベンサムはここで、哲学者のいうマージナルケースの議論という決め手を使っている。この世には、乳児や、重度の知覚障害者、精神障害者など、精神的な機能がチンパンジーのレベルにも達していない人々、マージナルケースがいる。彼らは道徳的な配慮を相手に返すことはできないが（己の欲するところを人に施せという戒めを守るなど）、私たちは彼らを道徳的な配慮の対象に入れているではないか。それでは何を根拠に、チンパンジーを除外するのか。

「それはチンパンジーはチンパンジーで、赤ん坊や障害者は人間だからだ！」と、私は躍起になって余白に殴り書いた。けれどもシンガーにとっては、それだけでは充分な理由にならない。チンパンジーが人間ではないから道徳的な配慮から除外するというのは、黒人奴隷が白人ではないから除外することと同じなのだと。人間に対する除外を人種差別と呼ぶように、動物の権利の擁護者は、チンパンジーがただ人間でないから差別することを種差別（スピーシズム）と呼ぶ。

「だが黒人と白人の違いは、私の息子とチンパンジーとの違いに比べたら、大したことがないではないか」という私の問いに、シンガーは、「仮にたとえば知性など、大したことがなくはない違いに基づいて差別する社会を想像してみてほしい」という。もしそれが不平等だと思うのなら──それは確かに不平等だ──人間の持つあれこれの特徴が動物にはないからといって、なぜ差別しなければならないのか。重度の知覚障害者を仲間として見るなら、高い能力を持つ動物も仲間として見るべきではないのか。そうシンガーは結論づけている。

私がステーキを食べるフォークを置いたのはここだ。平等を信条とするのなら、平等が特徴ではなく利益に基づくものなら、私は牛の利益を考えるか、あるいは自分が種差別主義者だと認めなければならないのではないか。

とりあえずいまのところは、私は自分が有罪だと認め、ステーキを平らげることにした。だがシンガーは、私にある嫌な概念を植えた。それは、ほかの動物の権利の擁護者の著作という水によってその後も育ち続けた。たとえば、哲学者トム・リーガンやジェームズ・レイチェルズ、法学者スティーブン・M・ワイズ、作家のジョイ・ウィリアムズやマシュー・スカリーの著作だ。種差別主義だと呼ばれても、私はかまわない。だが彼らが書いているように、もしかしたら、いつか種差別が人種差別と同じような悪だとみなされる日が来るのだろうか。ナチスのトレブリンカ収容所の陰でのうのうと生きたドイツ人のように、私たちも後世の歴史で糾弾されるのだろうか。南アフリカの小説家J・M・クッツェーは、最近プリンストン大学でまさにこの問いかけをし、答えはイエスだと述べている。擁護派が正しいなら、途方もないレベルの罪（クッツェーの言葉から引用）がいま現在、私たちはそうと気づかずに、日々繰り返されていることになるのではないか。


それは、真剣に想像することも、ましてや受け入れることもほとんど不可能だ。レストランでのステーキとピーター・シンガーとの対決から数カ月間、私は論駁《ろんばく》するための知力を総動員しようとした。だがシンガーとその仲間は、私が寄せ集めた反論をひとつひとつ負かしていった。

肉食者の最初の反論は明らかだ。動物がお互いを道徳的に扱わないのなら、私たちが動物を道徳的に扱う必要があるのか。ベンジャミン・フランクリンは、私よりずっと前にこの路線をとっている。彼は自伝で、「ある日魚釣りをする友人を見て、魚が共食いをするのなら、私たちが魚を食べてはいけないということにはならないと考えた」と書いている。ただしこの論理は、フライパンで魚が素晴らしく良い香りをたてるまでは思いつかなかったとフランクリンは認めており、合理的な生き物であることの大きな利点は、自分がとりたい行動に何らかの理由をつけられることにあるとしている。

動物もお互いを食べるからという論理に対して、擁護派は、シンプルで痛烈な答えを用意している。あなたは自然界の理法をもとにした倫理規範に従いたいのか、それなら殺人や強姦も自然ではないか。それに、人間は選ぶことができるではないか、と。人間は生きのびるためにほかの動物を殺す必要はない。肉食動物は殺さなければ生きることはできないが（わが家の猫オーティスを見てみれば、動物はただ殺す楽しみのために殺すこともあるようだが）。これは、家畜にとって自然界の生活は好ましくないのではないかというもうひとつの反論を引き出す。これに対して、アフリカの黒人を奴隷にした奴隷制度の賛成者も同じことをいったとシンガーは答える。自由な生活の方が望ましいのだと。

だが、家畜の大半は自然界では生き残れないし、事実、人間に食べられなければ、家畜は存在しないのではないか！　ある一九世紀の政治哲学者はこう書いている。「ベーコンの需要に誰よりも大きな利益を被っているのは豚だ。世界にユダヤ人しかいなかったら、豚はまったく存在していないだろう」

けれども擁護派は、それでもまったくかまわないという。たとえば鶏は存在しなければ、不当に扱われることもないのだと。

次に、畜産場の動物は、ほかの生活を知らないではないかという反論に対して、擁護派はこう答える。「動物は、体を動かし、足や羽根を伸ばし、毛づくろいをし、向きを変える必要を感じるものなのだ。それができる環境に住んだことがあるかどうかは関係ない」

要するに、動物の苦痛とは、以前の経験ではなく、日々絶え間なく続く、本能的な不満に基づいてはかるのが適切だという考え方だ。

それでは、人間による動物の苦痛が正当な問題だと仮定しよう。だが様々な問題あふれる世界に生きる私たちにとっては、人類の課題を解決することが先決なのではないか――。これは高潔な論駁《ろんばく》に聞こえるかもしれない。だが擁護派は、ただ肉を食べるのをやめればいいという。菜食主義者になっても、人類の問題の解決に貢献できない理由はないだろうと。

しかし、どうだろう。道徳的な理由から肉食をやめようと決められるその事実こそ、動物と人間の大きな違いであり、したがって種差別は正当化できるのではないか――。人間の食欲の曖昧《あいまい》さと、食に関する様々な道徳的な問題こそが、私たちを根本的に違う生き物にしている。人間は唯一道徳的な動物であり（カントが指摘しているように）、権利という概念を考えられる動物は人間だけだ。そういえば、権利というやつを自分たちのためにつくりあげたのも人間ではないか。道徳的な配慮を理解する者に道徳的な配慮をして、一体何が悪いというのか。

ここが、知覚障害者や精神障害者、生後二日目の乳児、そして重度のアルツハイマー病の患者の道徳的立場という、マージナルケースの議論にぶつかるところだ。彼ら（近代の倫理哲学で使われる憎むべき用語マージナルケース）は猿と同じく、道徳的な決定に参加できないが、私たちは彼らに権利を与えているではないか、と。当然だ、と私は答える。その理由は明らかだ――彼らは私たちの仲間だからだ。仲間に特別な配慮をするのは当然なことではないか。

あなたが種差別主義者なら当然なのだろうというのが、擁護派の答えだ。それはそう遠くない昔、多くの白人が自分たちの仲間である白人だけの面倒を見ようといっていたのと同じことなのだ、と。しかし私は、マージナルケースの人権を守ることには、論理的な理由があるのだと反駁する。彼らを道徳的な共同体の一員にしたいと考えるのは、私たちもかつてマージナルケースだったからであり、再びそうなる可能性もあるからだ。さらに、彼らには父親や母親、娘や息子がいる。それは、彼らの幸福に対する私たちの利益を、最も利口な猿の幸福に対する利益よりも大きいものにするのだ。

シンガーのような功利主義者なら、家族親戚への気持ちは人間の道徳計算に何らかの意味を持っていることに同意するだろう。しかし、利益への平等な配慮という原則は、苦痛を伴う医学実験を重度の精神障害の孤児に行うのか、それとも正常な猿に行うのかという選択肢において、孤児の方を選べと要求するのだ。それはなぜか。猿の方が、苦痛を感じる能力に優れているからだ。

マージナルケースに対する哲学者の論理の現実的な問題は、この点にある。この論理は動物を助けるために使えるが、それと同時に、マージナルケースを害する結果にもなるからだ。種差別主義をやめることは、私たちを道徳的な崖に追い詰めることになる。その崖の端ぎりぎりにまで追い詰められたとしても、おそらく私たちはまだそこから飛ぶ準備ができていない。

けれども、私がここでしなければならないのは、その選択ではない（その方がよほど楽なのに残念だ）。毎日の生活で選ばなければならないのは、赤ん坊かチンパンジーかではなく、豚と豆腐のどちらを食べるのかということなのだ。シンガーの堅牢な功利主義を否定したとしても、苦痛を感じる動物に道徳的配慮をするべきかという疑問はまだ残り、それを拒否するのは不可能だ。そしてもし道徳的配慮をするべきなら、その動物を殺して食べることをどう正当化できるというのか。

これだから、肉食は動物の権利のなかで最も難しい問題なのだ。動物実験については、最も過激な一部の人以外は、人間に対する利益と動物が払う犠牲とのバランスをはかろうとしている。それは、人間の意識という特質が、快楽と苦痛という功利主義的計算で重みがおかれるからだ。人間の苦痛は、ネズミの苦痛よりも意味がある。人間の苦痛は、恐れのような感情によって強くなることもあるからだ。同様に、人間の死は動物の死よりもたちが悪い。それは、動物にはわからないような方法で、人間には死の意味が理解できるからだ。それだから、動物実験についての議論は、ある実験が本当に人間の命を助けることに必要なのかという、きわめて具体的なものになる（必要でないことが多い）。一方、生き残るために肉を食べることがもはや必要ないのなら、天秤の人間側の皿に私たちが置く、動物の利益よりも重い分銅とは、一体なんだろうか。

これが最終的に、私が擁護派に対して弁明せざるを得なかった理由なのだろう。チンパンジーと知的障害児のどちらを選ぶのか、あるいは、心臓バイパス手術の発展のために外科医が練習に使う数々の豚が犠牲を払うことをよしとするかは、別の次元の話だ。けれどもシンガーが書いたように、動物の生涯の苦痛と人間の美食的な嗜好とが選択肢ならどうだろう。私たちは目をそむけるか、あるいは動物を食べることをやめるしかない。どちらも嫌なら、自分が食べた動物が本当に生涯苦しんだのかどうか、考えなければならない。

シンガーは、私が肉を食べ続ける限り、その答えを客観的に見出すことはできないという。「ほかの動物への配慮イコール肉食をやめることではないと信じることに、私たちは大きな利益を有する」

それはわかるような気がする。事実、私はディナーの一皿を正当化しようと必死ではないか。「動物を食べる習慣のある人は、その動物が育った環境が苦痛の原因となったか、まったく偏見なしに判断することはできない」

つまり、狩猟をするべきかどころか、肉食をするべきかを良心に基づいて決めるなら、まず肉食をやめなければならないのだ。これは難題に思えたが、受け入れる以外に選択肢はない。こうして、ある九月の日曜日、美味しいポークテンダーロインのバーベキューを食べてから、私はいやいや菜食主義者になることにした。どうか一時的なものであるようにと心から願いながら。

菜食主義者のジレンマ

気概ある菜食主義者として（菜食主義者というのは気概があるものだ）、はじめにお決まりの妥協と倫理的分類について述べさせていただく。まず私は、ビーガン（絶対菜食主義者）ではない（卵と乳製品は食べる）。それは、卵と牛乳は動物に害を与えたり動物を殺したりしなくてもうまく手に入れられるからだ――と、少なくともこのときはそう思っていた。次に、貝類は苦痛を感じるような感覚を持っていないという説に基づいて、貝類など、顔のない動物は食べることにする。いや、これはのっぺらぼう差別ではない。科学者や動物の権利の哲学者（シンガーを含む）は、ホタテ貝の上あたりで知覚力の境界線を引いている。それが正しいのかどうか絶対的な自信がある人は誰もいないが、私は熱心な動物擁護派のいうことを信じてみることにした。

こうして一カ月ほど実験的に菜食主義を続けてみても、私はまだ気乗りがしないままだった。まず、満腹になるようなベジタリアン用メニューをつくることは、苦労やアイディアがたくさん必要になる（特にいろいろと切り刻む作業が）。肉食の方がよほど簡単だし、少なくとも菜食主義がまだ少数派の社会では、社交面でも優れている（最近『タイム』誌はアメリカでは一〇〇〇万人が菜食主義者だと推計している）。私にとっていちばん大きな問題は、ほかの人から微妙に疎外されてしまう点だ。奇妙に聞こえるかもしれないが、人間的な体験の全体から。

ほかの人たちは、菜食主義者である私のニーズに配慮しなければならない。これは気まずいものだ。肉が食べられないせいで、招待する側と招待客の関係がぎくしゃくしてしまう。客として招かれたときは、肉を食べないことを事前にいわなければ、もてなす側が恐縮する。事前にいえばいったで、私のためだけに特別な一皿を用意してくれることになり、今度は私が恐縮する。この点について私は、個人的な食の制限はすべて悪いマナーだと考える、フランス人の意見に賛成だ。

菜食主義者は一歩進化が進んだ人間なのかもしれないが、何かを途中で失っているように私には思える。それは、ささいなことだとやり過ごせないような何かだ。菜食主義になったいま、健康で高潔な気分にはなれたとしても、大切な伝統や習慣から疎外されている気持ちがした。たとえば、サンクスギビング（感謝祭）の七面鳥や、野球場で食べるホットドッグでさえも。それから私の家族の伝統である、過越《すぎこ》しの祭に母がつくるビーフブリスケット（訳注：ユダヤ教の過越しの祭に定番の牛の胸肉料理）。こういった祭日の食事は、私たちのルーツに様々な線で結びつけてくれる。家族や宗教、風景、国、さらにもっと遡りたければ、生物学にまで。

人間の生存のために肉食はもう必要ない（ビタミンB12は発酵食品やサプリメントで補給できる）。けれども、人類の歴史の大半において人間は肉食だったのだ。この進化的歴史の事実は、私たちの歯のつくりや、消化器官の構造、そしておそらく、ミディアムレアに焼かれた肉を見ると生つばが出ることにも現れている。肉食は、身体的にも社会的にも人間の何たるかをつくりあげてきた。人類学者によれば、狩猟をしなければならないというプレッシャーから、人間の脳は大きくなり複雑になったという。戦利品があぶられ分けられた火のまわりで、人類の最初の文化は花開いたのだ。

私たちは、その伝統を超えることができないとか、超えるべきでない、ということではない。ただそれが私たちの伝統だ、というだけだ。肉食をやめて得られるものもあるが、少なくともこの伝統は失われる。動物に権利を与えるという概念は、摂食者と被食者がいる捕食という、野蛮で不道徳な世界から人間を救ってくれるかもしれない。だがその途中で、私たちのアイデンティティの一部である獣性が犠牲になり、あるいはその昇華が起きるのだ（これは動物の権利という概念の奇妙な皮肉のひとつだ。人間に、動物とのあらゆる共通点を認識せよといいながら、動物に対しては動物とかけ離れた行動をしなければならないという）。

獣性を犠牲にするのが残念だということではない。強姦や略奪も人間の伝統だが、それをやめたからといって残念に思う人はいないだろう。しかし、少なくとも人間が肉を食べたいという欲求は、動物擁護派がいうような、ささいな、ただの美食的な嗜好ではないことを認識するべきだ。同じ理屈からいえば、セックスも実質的には生殖にはもう必要ではないから、ただの娯楽的嗜好ということになるではないか。肉食は、もっと深い何かに根ざしているものなのだ。

動物の苦痛

人間が動物を食べることの利益は、動物が人間に食べられないことの利益（それが動物の利益だととりあえず推定すると）より大きいのだろうか。これが結局は、動物の苦痛という厄介な問題の鍵となる。厄介というのは、牛や豚や猿が何を考えているのか知るのは、ある意味で不可能だからだ。もちろん、自分以外の人間についても同じことがいえるかもしれないが、人間は多かれ少なかれ同じような神経の持ち主だから、他人の苦痛の経験も自分の場合と似ていると考えられるだろう。だが、動物についても同じことがいえるだろうか。答えはイエスでもあり、ノーでもある。

動物は魂がないから苦痛を感じることはできないというデカルトの説をまだ信じているまともな著者に、私はまだ出会っていない。痛みに関していえば、知能の高い動物は進化的な理由から人間に似た感覚を持っているため、蹴《け》られた犬が身悶《みもだ》えしたら、額面通りに受けとるべきだろうと、科学者と哲学者はおおむね合意している。

動物が痛みを感じることについては、疑いの余地はないだろう。けれども動物の権利の擁護派は、ネオデカルト派とでもいえるような科学者らが、動物は言語がないから苦痛を感じる能力がないと論じていると主張する。だがそういった著者（ダニエル・デネットとスティーブン・ブディアンスキーは最も引用が多い例だ）の著作を読んでみれば、擁護派の描写が不公平であることがすぐにわかるだろう。

この問題とされる論理は、私は筋が通らないとは思わなかったが、人間の苦痛は動物の苦痛と大きく違うというものだ。この質的な違いは、まず人間が言語を持つことに主に起因している。そして言語の力で考えに対して思いをめぐらし、存在しないものについて考えられるという事実にも起因しているのだ。哲学者のダニエル・デネットは、多くの動物が明らかに経験する痛みと、自意識のレベルが影響する苦しみとを区別できると提案している。後者の自意識を持つと思われる動物はごくわずかだ。この意味で苦しみというのは、ただの痛みではなく、明らかに人間的な感情である、後悔、自己憐憫《れんびん》、恥、屈辱、恐怖などで強くなる苦痛のことである。

たとえば去勢について考えてみよう。これは、私たちが口にする哺乳類の雄の大半が耐えぬく経験で、動物にとって痛みを伴うことを否定する人は誰もいないだろう。けれども、去勢のすぐあとに動物は完全に回復しているように見える（アカゲザルの雄のなかには雌の奪い合いのときにライバルの睾丸を嚙みちぎるものもいるが、次の日には嚙みちぎられた側の雄が参った様子も見せず、平気で交尾しようと試みる例が観察されている）。人間は去勢が持つ意味を完全に理解できるし、去勢について事前に考え、その結果についても思いをめぐらせることができるから、その苦痛はまったく別レベルのものといえるだろう。

一方同じように、言語やそれに伴うすべては、痛みを耐えやすいものにもするだろう。たとえば歯医者での治療は、それが何のために行われ、どれぐらい時間がかかるものか理解できない猿にとっては、苦痛でしかないと考えられる。

私たちが動物の苦しみや痛みについて考えるとき、人間に置き換えて想像してみるべきではない。牛がスロープの上に列をなして処理場の入り口に入っていくのを見たとき、私はこの牛たちは、映画『デッドマン・ウォーキング』のショーン・ペン演じる死刑囚ではないのだ、と自分に言い聞かせなければならなかった。この情景は牛の脳内では違う風にとらえられているのだ。ありがたいことに、牛の脳には存在がなくなるという概念はない。狩猟者のライフル銃の銃身を見つめる鹿についても同じことがいえる。「動物に苦しみが見られないのなら、見えない苦しみはその脳内にも存在しないのだと安心していい。苦しみがあるのなら、簡単に認識できるだろうから」とダニエル・デネットは『心はどこにあるのか』に書いている。

そしてここで、必要からとはいえ、やりきれないことだが、アメリカの畜産場について考えなければならない。それは、そのような区別のすべてが一瞬にして崩れる場所だ。現代の採卵養鶏業や養豚業界で痛みと苦しみの間の線を引くのは簡単ではない。そこでは、倫理学や動物の認識力などという微妙な問題の値打ちは、ゼロにも満たない。事実、ダーウィン以降、私たちが学んできた動物についてのすべてが、ここでは忘れ去られている。大規模畜産経営体（CAFO）とは、現代的な技術を使っているにもかかわらず、依然として一七世紀のデカルト的原則に基づいてつくられた世界だ。そこで動物は生産単位という、痛みを感じない機械として扱われている。まともな人なら、このデカルトの考えを信じたりしないだろう。それだから、工業的畜産では、経営側はこの考えを否定することをとりあえず見合わせ、そのほかの私たちは目をそむけようと決めこんでいる。

私が読んだところによれば、なかでも採卵養鶏場は最悪だ。ジャーナリストは歓迎されないから、私は実際に採卵養鶏場に入ったことはない。アメリカの畜牛は、糞尿に足までつかって、具合が悪くなるような飼料を食べさせられてはいるが、少なくとも戸外に住んでいる。ブロイラーは、閉じこめられた環境のストレスで共食いをしないように、高温に熱したナイフの刃でくちばしをちょん切られるけれども、少なくとも羽根を広げられないほど狭いケージで一生過ごすわけではない。

その運命は、アメリカの採卵鶏のためにお取り置きされている。採卵鶏は、その短い一生を、五、六羽の鶏と一緒に金網のケージのなかで積み重なって過ごす。そのケージの床面積は、わずか四〇センチ四方しかない。鶏のあらゆる本能が阻まれ、様々な悪習的行動が起きる。ケージのルームメイトを共食いし、羽根がすっかりはげて血が出るまで胸部を金網にこすりつける（ブロイラーがケージに入れられないのは、これが主な理由だ。大事な胸肉に傷がついたら、ビジネスに支障をきたす)。痛みか苦しみか、それとも狂気の沙汰か。動物は機械ではないことを信じないままでいるのは、もっと中立的な記述子を受け入れることにかかっている。たとえば、悪習、ステレオタイプ、ストレスなどだ。それを何と呼ぼうと、ケージの鶏の約一〇%は耐えられずに死ぬ。そしてそれは、生産コストとして計算に入っているのだ。生き残った鶏の生産量が弱まれば、今度は強制換羽《かんう》が行われる。これは、何日間も食事も水も与えず、点灯も中止して、鶏がお役目ご免になる前に、もうひとしきり卵を産めるように刺激することをいう。

私は養鶏業界の雑誌から引用した事実を書いているだけなのだが、動物擁護派のような口ぶりだというのはわかっている。そういうつもりはないのだが(私は、卵は食べられるのだという前提で菜食主義者になったのを覚えておられるだろうか)、よく目をこらして見てみると、こういうことになるのだ。そして目をこらしてみれば、一ダース=七九セントの卵を生産するために必要な残酷さと、残酷さへの無神経さが見えてくる。

資本主義的規範と文化の倫理的規範は、常に対立してきた。前者はどんな犠牲を払ってでも効率を最大化し、後者は倫理に対する市場の無神経さを相殺する役割を果たしてきた。これは経済の勢いが、社会の倫理的な土台を時間とともに崩してしまうという、資本主義の文化的矛盾の一例だ。家畜への憐れみも、その矛盾の犠牲者なのだ。

工業的畜産場では、倫理や何らかの取り締まりがないときに、資本主義の手で何が起きるのか、悪夢的な情景を垣間見ることができる(こういった畜産場で働く、組合に入っていない労働者が、ここにやって来る動物と同じような扱いを受けているのは偶然ではない）。この悲惨な場所では、命にタンパク質生産という新しい定義が与えられ、それとともに苦痛の定義も変貌している。この尊い苦痛という言葉は、ストレスという言葉で置き換えられ、ビジネスの問題になり変わり、コスト効率の高い解決策が必要とされる。その解決策とは、たとえば鶏のくちばしや豚の尾をちょん切ること。あるいは、業界の最新の戦略である、豚や鶏からストレス遺伝子をとり除くことだ。

どう考えても、これは監禁と拷問の地獄絵図のようであり、確かにその通りだろう。けれども、これが何十億という数の動物にとっての現実だ。ぞっとするような金属製の屋根の下に生まれ、ストレス遺伝子が発見されるまで、ひとつの生産単位として短く悲惨な一生を送る、不幸な境遇に生まれた動物たちの現実なのだ。

動物の幸福

菜食主義は、このような邪悪な存在に対して、理にかなっているように見える。こんな扱いを受けている動物を食べて、この悲惨な状況を生み出す共謀者になりたいと思う人が一体いるだろうか。この地獄のような建物の壁に何か投げつけたい気持ちにもなるだろう。それは、動物への憐れみを訴える聖書か、新しい法的権利か、あるいは収容者を解放する鶏のかぶりものを着た動物愛護派の一団か。このような畜産場の影に、J・M・クッツェーのいう途方もないレベルの罪が存在することが非現実的だとは到底思えない。

一方、このような悪夢のような畜産場とはまったく別の農場の風景もある。それはたとえば、六月の朝、牧草地に広がって進み、牛の糞や草をついばみ、鶏本来のあらゆる本能を満たしているポリフェイス農場の鶏たちだ。あるいは三月に見た、ポリフェイス農場の幸せな豚たちだ。ピンク色の腿《もも》や、くるんと丸まった尾を上に向けて、堆肥《たいひ》深くに鼻を突っ込み、アルコール化したトウモロコシを探す豚の姿。このような農場は、現代の一枚岩的な畜産業界にとっては小さな一点にすぎないが、その存在自体とそれが示す可能性は、動物の権利の議論全体にまったく違う解釈を与えてくれる。

擁護派のほとんどにとっては、ポリフェイス農場でさえも、死刑執行者に会う日を待つ動物たちの通過点で死の強制収容所だ。けれども、この動物たちの暮らしを見れば、それをホロコーストになぞらえることが、ただのセンチメンタルな独りよがりにすぎないことがわかるだろう。動物の苦痛を見ればわかるのと同じように、動物の幸福も見れば確かにわかる。そしてポリフェイス農場で私がたっぷり見たのは、動物の幸福だ。

どのような動物にとっても、その幸福は生き物としての特徴を表現できる機会で構成されているようだ。つまり豚の豚性、狼の狼性、鶏の鶏性だ。アリストテレスは、生き物にはそれぞれ生き方の特徴的形態があるといっている。少なくとも家畜にとって（野生の動物はまた別として）、良い生き方は――もしそれがそう呼べるものなら――人間や農場や、ひいては肉食から離れては存在しないし、実現できないのだ。これこそ、擁護派が自然の理に対する深い無知を露呈している点だろうと私は思うのだ。家畜化が奴隷制度だとか、あるいは搾取だという考えは、この家畜と人間の関係全体を誤解している。種同士の相利共生や共栄関係を、力関係という人間的概念を使ってとらえているのだから。

家畜化というのは、政治的ではなく進化的な発展だ。それは、人間が何万年か前に動物に無理矢理押しつけた管理体制ではない。日和見主義的ないくつかの動物種が、ダーウィン的試行錯誤を続けた結果、自分たちだけで暮すのではなく、人間と同盟を結んだ方が生き残って繁栄する見込みが高いと発見したときに、家畜は生まれたのだ。人間は動物に食べ物と庇護《ひご》を与え、動物はその代わりに牛乳と卵と、そしてそう、肉を与えた。両者ともこの新しい関係によって変容を遂げる。動物は飼い慣らされ、自然界で自分を守る能力を失った（自然淘汰は不必要な特徴をとり除く傾向がある）。一方人間は、狩猟採集的ライフスタイルの代わりに、落ち着いた農耕的ライフスタイルを選んだ（成人が乳糖を消化する能力をつけるように進化したなど、人間は生物学的にも変わった）。

動物の目から見れば、人間との取引は素晴らしい成功だった。少なくとも現代になるまでは。家畜となった牛や、豚、犬、猫、鶏は栄え、野生に住むその祖先は衰えた（北米に残っている狼の数は一万匹だが、犬の数は五〇〇〇万匹だ）。自治を失ったことも、この動物たちには問題ではないようだ。擁護派は、動物を目的ではなく手段として扱うのは間違っているというが、犬のような役目を果たす動物の幸福は、まさに人間の目的のために構成されている。このような動物は解放など望んでいない（だからこそ家畜に軽蔑《けいべつ》を示す擁護派が多いのかもしれない）。ジョエル・サルトンの鶏舎にいる肉用鶏に、自由な生活の方が望ましいというのは、少なくともジョエルの鶏は、イタチに頭を食いちぎられないことを希望しているという事実に対する無知を露呈していることになる。

しかし一生屋内のケージで六羽一緒に暮すのは、鶏の希望には含まれないと考えるのが無難だろう。大規模畜産経営体と良い農場との重大な倫理的な違いは、前者は動物の生き方の特徴的な形態を組織的に奪ってしまうことだ。

けれども、ポリフェイス農場の鶏にとっては、イタチと人間という、ある捕食者と別の捕食者が交替しただけではないのか。それはその通りかもしれない。そしてそれは、鶏にとっては悪い話ではないのだ。鶏が人間の家畜になるという関係に落ち着くことにした理由は、まさにそこにあるのだから。家畜の寿命は短いかもしれないが、牧草地の柵や鶏舎の外では、さらに短くなるからだ（野生化しても生きられる豚は、ルールがあることを証明する例外だ）。自然界は、たとえば授乳中の雌羊が生きたまま乳房から熊に食われるような残酷な世界だ。原則として、野生の動物は愛する家族に囲まれた穏やかな死は迎えられない。

ここで、野生の動物についてまた考えることになる。自然界における捕食の存在、つまり動物が動物を食べることは、動物の権利に関する書物で苦悶《くもん》の原因となっている。「肉食動物の存在が、動物の解放の倫理にひとつの問題を提示することは認められなければならない。それは、それについて私たちは何かするべきだろうかということだ」とシンガーは書いている（動物に平和維持軍が必要だということか）。擁護派のなかには、犬や猫が菜食主義になるように訓練する者もいる（その場合、猫が生きのびるためには栄養サプリメントが必要になることに要注意）。マシュー・スカリーは、動物の権利にキリスト教保守派的アプローチをとった著作*Dominion*（支配）で、「捕食は自然の仕組みの本質的な悪であり、……あらゆるものの中で最も理解に苦しむものである」と書いている。果たしてそうなのだろうか？　さらに、ある捕食者（たとえば猫など）がほかの動物に引き起こす不必要な苦しみについて、スカリーは動物に起きる倫理の堕落を非難している。動物の、倫理の堕落……？

擁護派の哲学者には根強いピューリタニズムが流れている。それは、人間の獣性だけでなく動物の獣性についての変わらぬ不快感だ。自然生来の悪から人間を空輸し、動物も一緒に連れて行けたらというのが、彼らの理想なのだろう。擁護派が反対しているのは、実は自然そのものなのではないかと思いたくもなる。

しかし、自然界からここまで遠くにいる人たちがどう考えようと、捕食とは倫理や政治の話ではなく、共生関係の話なのだ。個々の鹿に対して狼は残忍かもしれないが、群れとしての鹿全体の幸福は、実は狼にかかっている。捕食者によって淘汰されなければ、鹿は生息地に氾濫し、飢えることになるだろう。鹿だけでなく鹿が食べる草や、その草に依存するほかのすべての種に影響が出てしまうだろう。ある意味で、鹿の良い生活や、捕食の試練でつくられた生き物としての特徴は、狼の存在にかかっているのだ。同じように、鶏の幸福は人間という捕食者の存在にかかっている。個体としての鶏は違うかもしれないが、種全体としての鶏はそうなのだ。鶏を絶滅させる確実な方法は、鶏に生活の権利を与えることにある。

人間の捕食が家畜化に移る（選択した動物とともに）ずっと前、捕食は、野生のほかの種に対して行われていた。狩猟は、あらゆる生息地のあらゆる生き物にとって、自然界の単なる一部だった。人間はほかの生き物にとって狼なのだ。狼に食われるというプレッシャーのもとで鹿が特定の特質を持つように進化したように（足の速さ、感覚の鋭さ、体色の変化など）、人間が狩猟した動物も進化した。

たとえば、アメリカ大平原のバイソンはまさに狩猟によって形づくられた。バイソンはアメリカ先住民の出現以降、身体的にも習性的にも変化したことが化石からわかっている。先住民の出現前は、大きな群れで動くことはなく、角はもっと大きく前に突き出ていた。アメリカ大平原のように広大な環境に住み、槍を持った高度な捕食者がいる動物にとって、いちばんの防御法は大きな群れになって移動し、警戒役にあたる仲間を増やすことだったのだ。けれども、そのような環境では長く前に突き出た角が問題になる。人間の狩猟によって、このように群れで動く行動が選ばれ、角は新たに上に向かって生えるようになった。この角の変化は人間の狩猟者が現れてまもなく起きたことを化石が示している。「バイソンは大西部の象徴であるが、先住民によって形づくられた人間の作品なのだ」と、ティム・フラナリーは北米の生態学史についての著作 *The Eternal Frontier*（永遠のフロンティア）に書いている。

ライフル銃が到来し、バイソンの毛皮や角や舌を外国に売るようになるまで、狩猟者である先住民とバイソンは共生関係にあった。バイソンは、狩猟者に衣と食を提供する一方で、狩猟者によって淘汰され頻繁な移動を余儀なくされたため、草地の健康が守られた。捕食は自然という織物に深く織りこまれ、人間が何か行うことによって捕食が終われば、その織物はすぐにほころびた。補食は個々の動物の視点から見れば恐怖であるが、集団の動物――そして遺伝子プール――の視点から見れば不可欠だ。それでは、誰の視点を重視するべきなのか。個体としてのバイソンか、それとも種全体としてのバイソンか。個体としての豚か、種としての豚か。この問いにどう答えるかによって、物事は大きく変わる。

古代人は、動物の権利を擁護する哲学者というより、現代の生態学者のように動物を見ていた。つまり個体の集まりではなく、種全体として見ていたのだ。「古代の考え方では、動物は命に限りがあるものであり、不死のものでもあった」とジョン・バーガーは *Looking at Animals*（動物を見つめて）で書いている。「動物の血は人間の血のように流れても、種としては不滅なものであり、それぞれのライオンはライオン種、雄牛は雄牛種としてみなされた」

考えてみれば、野生の動物はおそらくお互いをこのように見ているのだろう。

ただしこれは、最近までの話だ。というのも、動物擁護派が見ているのは、個体としての動物だけだからだ。*The Case for Animal Rights*（動物の権利の擁護論）の著者トム・リーガンは、にべもなくそう断言している。「種は個体ではない。……権利の概念では、種の倫理的権利は認識されない。種が生き残るための倫理的権利も」

シンガーもこれに同意し、知覚のある個体だけが利益を有するのだと主張している。しかし、種にだって利益があるのではないか。種としての生存や、その生息地の健康に。それは、国や地域共同体や企業に利益があるのと変わらない。動物の権利の擁護派が個体だけに関心を寄せているのは、自由主義的個人主義の文化というそのルーツを考えれば納得できるが、自然界ではそれがどれだけ通用するのか。絶滅危惧種を救おうとしたり、生息地を復元させようとするとき、私たちの道徳的配慮の適切な焦点は、個々の動物なのだろうか。

私がこの文を書いているいま、アメリカ国立公園局と自然保護審議会が雇った射撃の名手チームが、南カリフォルニア沿岸から三〇キロ離れたサンタクルーズ島で何千頭もの野生化した豚を殺している。これはこの島の生息環境を復元し、島のシマハイイロギツネを救おうという大がかりな計画だ。南カリフォルニアのいくつかの島にしか見られない絶滅危惧種のこのキツネを救うために、国立公園局と自然保護審議会は、約一世紀前に人間が変貌させてしまった生態系の複雑にからんだ鎖をまず解かなければならない。

農場主が初めてサンタクルーズ島に豚を連れてきたのが、約一世紀前のことだ。その後この島での養豚は一九八〇年代に終わったが、農場から逃げて野生化した豚の数は増えており、島の生態系に甚だしいダメージを与えた。豚が土をほじくり返すことによって、土壌が乱され、侵略的な外来植物種が定着する理想的な環境をつくり出し、フェンネルなどは手に負えない状態になった。また豚はあまりにもたくさんのドングリを食べたため、在来種のオークの木は繁殖ができなくなった。けれども豚が及ぼした最も甚大な被害は、子豚がイヌワシの餌となったため、イヌワシの個体数が爆発的に増えたことだ。キツネの問題はこのとき始まった。

イヌワシはこの島の在来種ではないが、それまでハクトウワシが占領していた生態的地位を奪ってしまった。ハクトウワシは、一九五〇年代と六〇年代に化学薬品会社が大量のＤＤＴを島周辺の海に廃棄したときにその居場所を失った（この企業の和解金をもとにして生息地の復元プロジェクトが行われている）。ＤＤＴはハクトウワシの卵の殻に害を及ぼし、個体数を激減させ、攻撃性の強いイヌワシが入る隙をつくった。主に海の生物を餌にするハクトウワシと違い、イヌワシは陸に住む小型の哺乳類を食べる。イヌワシは豚を好むが、子豚は子ギツネよりもつかまえにくい。それだから、イヌワシはキツネが絶滅に瀕するまで食べ続けた。そこでキツネを救うために、今度は豚を一匹残らず殺し、イヌワシを罠にかけて別の場所に移し、再びハクトウワシを島に連れてこようというのだ。これは実質的に、島の食物連鎖を一から立て直すことを意味する。

何千匹もの豚の大量虐殺は、案の定、動物の幸福や権利の唱道者の抗議を引き起こした。チャンネル諸島動物保護協会は、小型飛行機から垂れ幕を下げて豚を救おうと訴え、動物擁護派は殺戮《さつりく》をやめさせようと訴訟を起こしている。全米人道協会のスポークスマンは、新聞の特集ページを使って、傷ついた豚や親を失った子豚が、犬に追われナイフとこん棒で殺されるのだと訴えている。国立公園局は全体的な種としての豚を見てほしいと考えているのだが、ここでは種から個体に焦点が移った表現になっているのに注意してほしい。それは、傷つき親をなくした個体としての豚が、犬や、こん棒をふりまわす人間に追いかけられるイメージで、同じ物語がまったく違う眼鏡を通して見られているのだ。

サンタクルーズ島の豚についての論争は、少なくとも個人・個体の権利に基づいた人間の倫理が自然界に適用されると、厄介になることを示している。これは意外なことではない。倫理というのは、人間が人間の社会的関係をとり決めできるようにつくった文化の産物で、そのためには非常に便利なのだ。けれども、自然が人間の社会的行為の指針にならないのなら、人間の倫理が自然で起きるべきことの指針になると考えるのは、人間中心的な考え方なのではないか。人間社会で個は重要な倫理的存在だと決められているが、自然界でも果たして同じなのだろうか。自然界での対処を決めるには、別の倫理規範が必要なのかもしれない。それは、人間にとって権利の概念が適していて役に立っているように、動植物やその生息地の特有のニーズ（知覚はあまり大事ではない）に合うような規範だ。

ビーガンの理想郷

このような問題を農場や、あるいは庭という視点からもとらえたとき、動物の権利というイデオロギーがいかに偏狭で都会特有のものかがわかる。そのようなイデオロギーが栄えるのは、人が自然界と接触を失った世界だけで、その世界は、動物はもはや脅威ではなく（比較的最近の傾向だ）、自然をつつがなく支配できるような場所だ。「ふつうの生活では、人間と人間以外の動物の利益が深刻に衝突することはない」とシンガーは書いている。それは、明らかに都会版のふつうの生活だ。農家や、園芸を行う者にはわからないような。

農家なら、実はビーガン（絶対菜食主義者）にもほかの動物との深刻な利益の衝突があると指摘するだろう。ビーガンが食べる穀物は、野ネズミを粉々にくだくコンバインや、ウッドチャックを巣ごとつぶすトラクターで収穫されるからだ。空でさえずる鳥は殺虫剤で地に落ち、収穫後の穀物を食べる動物は駆除される。何を食べるにせよ、動物を殺すことはおそらく避けられないのだ。アメリカがいきなり完全な菜食主義の国になったとしても、殺される動物の年間の合計数は必ずしも減るかどうかはわからない。牧草地や放牧地が集約的な耕作地に変えられなければならないからだ。殺す動物の数を低く抑えることが目標なら、耕作度が最も低い土地で育ついちばん大型の動物を食べるべきだろう。それは、牧草育ちのステーキだ。

アメリカがビーガンの理想郷になれば、おそらく各地で食料の遠距離輸送が必要になるだろう。たとえばニューイングランド地方では、起伏が激しく岩が多い土壌のため、ピューリタンの時代から牧草と家畜を基盤にした農業が行われてきた。自然石でつくった壁が森と野原を囲むニューイングランドの風景は、ある意味でそこに住む家畜が（そしてその捕食者が）つくったものだといえる。この世界は、動物を放牧すること（あるいは狩猟すること）が食料を得る最も良い方法――唯一の方法でないにせよ――である地にあふれている。その動物とはとりわけ、何も助けを借りずに草をタンパク質に変えられる反芻《はんすう》動物だ。

肉食をやめることとは、このような地が人間の生息環境ではなくなることを意味する。もちろん、高度に工業化された全国規模の食物連鎖に完全に依存するなら話は別だ。そうなれば私たちは、これまで以上に化石燃料と化学肥料に頼らなければならない。すると、食料はさらに遠距離に輸送されなければならず、堆肥という肥沃《ひよく》性が不足することになる。事実、栄養物質を循環して地域の食料生産を支える動物がいなかったら、純粋に持続可能な農業を構築できるかどうかは疑わしい。たとえば、倫理規範の内的な調和や魂の状態ではなく、自然界の健康を気にするのなら、肉食は最も倫理的な行動なのかもしれない。

以上は、私が菜食主義をやめる充分な理由になるだろうか。持続可能な形で育てられた幸福な鶏を、私はやましさを感じずに食べられるだろうか。合理的な生き物であることの定義は、自分がとりたい行動に理由づけをできる点にあるというベン・フランクリンの言葉を私は忘れていない。それだからシンガーに直接会って、どう思うか訊くことにした。当初はシンガーをプリンストンからポリフェイス農場に連れて行って、ジョエルと動物に引き合わせようと計画したが、あいにくシンガーは外国に滞在中だったのでeメールの交換をするしかなかった。私は彼に良い農場についてどう思うか訊いてみた。それは、動物がその本質に従って生き、どう見ても苦痛を感じているようには見えないような農場だ。

「まったく生まれてこなかったよりは、生まれて死んでいった方が動物たちにとってよかったという点には同意します」シンガーは返事にそう書いてきた。功利主義者であるシンガーは、快と苦の合計だけを考える。死を理解しない動物の処理は苦を内含しないため、快の合計が合うように、処理された動物を新しい動物と取り替えることを前提にすれば、良い農場は、動物の快に加えられることになる。けれどもこの考え方は、時間がたつとともに自分の存在に気づき、自分の未来について嗜好を持つことができる動物を殺すという悪を回避することにはならない。つまり、鶏や牛は食べてもいいかもしれないが、(もっと知能が高い)豚はだめかもしれないということだ。一方、「私の論理が、そのような農場の肉を買う人をとがめられるのか、充分な確信はありません」とシンガーは書いている。
さらにシンガーは、「そのような農場が大規模になったときに現実的かどうか疑問に思う」と続けている。市場からの圧力を受けて、農場主は動物を犠牲にして、コストを減らし、切り詰める必要に迫られるだろう。また、このように人道的に育てられた食品は高くつくから、倫理的に弁明できる動物性タンパクを買えるのは裕福な層に限られてしまうのではないか。これは大切な点だが、最も本質的だと私が思う論点は変わらない。それは、肉食の悪とは、肉食自体ではなく、そのやり方にあるということだ。

動物を思いやるなら、自分が食べる動物が苦しまずに、その死が一瞬で痛みを伴わないことを確実にするために努力するべきなのではないか。動物の権利というよりは、その幸福のために。そして事実、ジェレミー・ベンサムが自身の肉食を正当化したのは、幸福な一生と恵まれた死という理由からだった。そう、動物の権利の哲学的父であるベンサム自身は、肉食をやめなかったのだ。擁護派は滅多に引用しないある一節で、ベンサムは肉食を次のように弁護している。「人間にとっては肉を食べた方がいいし、動物にとっても悪いことにはならない。……人間の手による動物の死は、自然界の避けられない道の果てに待っている死よりも、ふつうは短時間で終わるため、痛みも少ないのだ」

おそらくベンサムは、処理場で何が起きるか実際によく見たことがなかったのだろう。けれどもこれは、少なくとも理論上、功利主義では、人道的に飼養され処理された動物を食べることを正当化できるということだ。上手に撃たれた野生の動物を食べることも、同じ意味で免除されるのではないか。シンガー自身も『動物の解放』で示唆している。「鹿肉を得ようと鹿を撃つ狩猟者の方が、スーパーでハムを買う人より非難を受けるのはなぜだろうか。全般的に見れば、集約的に飼養された豚の方が、苦痛は大きかったと考えられるのに」

以上から、私は再び安心して肉食に戻り、狩猟に行く気分になることができた。この功利主義者たちが、精神障害の孤児を殺すことも正当化できることを思い出すまでは。殺すということは私やほかの人にとっては問題だが、功利主義においては問題ではないのだ。

尊い死

ステーキレストランでステーキ肉とシンガーが対決した翌日、私はアトランタからデンバー行きの飛行機に乗っていた。離陸から数時間ほどたった頃、それまでひと言も発しなかったパイロットから、現在カンザス州リベラルの上空を飛行中、と出し抜けにアナウンスがあった。これはこの機内で最初で最後、唯一パイロットが親切にもアナウンスをしてくれた場所だった。カンザス州リベラルは、私以外の乗客にとってはあまり知られていない場所であることを考えると、実に不思議だ。ここは私の牛534号が、おそらくまさにその日処理される地だったからだ。私は迷信を信じる人間ではないが、これは本当に気味の悪い偶然だった。そのとき高度三万フィートの上空にいた私には、はるか下のナショナルビーフ社精肉工場の解体場で、534号がスタニング（気絶）担当の作業員と会ったときに何が起きたのか、想像力に任せるしかなかった。

それは、同社がその現場の見学を許してくれなかったからだ。その年の春、この精肉工場を訪ねたとき、解体場以外のすべては見せてもらうことができた。牛はトレイラーから下ろされ畜舎に入り、スロープをあがって青いドアの向こうに送られる。青いドアの向こうで何が起きるのかは、なかに入ることを許された人たちの描写から再現しなければならない。

幸運にも、私は動物学者のテンプル・グランディンの説明を受けることができた。グランディンは同社のスロープと処理用の機械の設計者で、マクドナルド社のためにここで食肉処理の検査をしている。気絶させられたあと、皮をはがされる最中に意識をとり戻した牛の例——動物擁護派の記録した話だ——を受けて、マクドナルド社はグランディンを雇い、肉のサプライヤーの食肉処理作業を検査させることにしたのだ。グランディンは、「食肉処理場には、マクドナルド前とマクドナルド後の時代があります。天と地の差ですよ」という。一体、地の方はどんなものだったのかは、ただ想像するしかない。

534号が青いドアの向こうに入ったあと何を経験したのか、グランディンは次のように説明してくれた。

「まず牛は一列になって狭い誘導路に入ります。誘導路の両側は高くなっているので、牛の視界に入るのは前を行く牛の臀部《でんぶ》だけです。誘導路を進むと、金属の太い棒材の上に牛の腹部がのる形になります。足もとのスロープが二〇度前方に下がると、牛は足が宙に浮いた状態で、コンベヤベルトで運ばれます。下を見て宙に浮いていることに気づかないように、足もとには偽の床が置かれます。気づいたらパニック状態になりますから」

終わりを迎える直前、534号は何を考えるのか、私は知りたかった。血の臭いや、作業ラインの先の方から聞こえる断末魔の叫びから、これはふつうの日ではないらしいとわかるのだろうか。言い換えれば、534号は苦痛を感じるのだろうか。グランディンは、私の質問を予測したかのように続けた。

「牛は殺されるのを知っているのだろうかと、私は考えたものです。そこで肥育場で拘束柵に入れられ、注射をされ、食肉処理場のスロープをあがっていく牛を観察してみましたが、まったく違いは見られませんでした。死ぬとわかっていたら、もっと動揺した行動を見せるはずです。

とにかく、コンベヤベルトは動く歩道と同じような速度で動き、その上に作業員用の通路があり、スタニング担当の作業員が立っています。この作業員は打撃銃を使って、長さ一八センチで直径は太い鉛筆ぐらいの金属棒を上から牛の額の真ん中に撃ち込みます。正確にやれば最初の一発で牛は死にます。

その後、別の作業員がコンベヤベルトの上の牛の脚を一本かついで頭上の高架レールにひっかけます。そうして一本の脚で逆さ吊りにされた牛は、放血場に移されて、喉《のど》が切られます。動物擁護派は生きたままの牛を切っているといいますが、それは反射で脚を蹴っているのを見ていってるんです。私が見るのは、ちゃんと頭が死んでいるかどうかです。頭が雑巾のようにくたっとして、舌が口の外にだらんと伸びていなければいけない。頭を持ち上げようとしていたら要注意です。生きたのがいることになりますから。その場合に備えて、放血場にはもう一人スタニング作業員がいます」

グランディングの説明を聞いて、私は安心すると同時に嫌な気分になった。安心したのは、このシステムが人道的なようだったからだ。もちろん説明しているのが、その設計者自身だということはわかっていたが。嫌な気分になったのは、生きたのがいるという言葉が耳に残ったからだ。一時間に四〇〇頭もの牛を殺す生産ラインでは、間違いは避けられない(マクドナルド社は五%のエラー率は許容している)。工業的な規模で、苦痛を引き起こさずに動物を処理することは可能なのだろうか。結局は、このような方法で死んだ動物を食べることについてどう思うか、自分で決めなければならない。私自身は、その現場をまだこの目で見ていないから、わからない。

考えてみればこれが、ジョエルの戸外式処理場が倫理的に強力な考えである理由なのだ。希望すれば誰でも、自分が食べる鶏がどんな最後を迎えたか見て決められるのだから。実際にそうする人はあまりいないだろう。そのような仕事は、政府の役人かジャーナリストに任せたいという人がほとんどなのだ。けれども、それができる選択肢があること――その透明性があること――は、私たちが耐えられるような方法で動物が殺されたことを確かにする最適な方法だろう。そしてどんな殺し方であろうと、動物を殺すのはだめだという結論に達する人もいるだろう。そういう人は、おそらく肉を食べるべきではないのだ。

ポリフェイス農場にいたとき、鶏を殺すことをどう自分に納得させているのかジョエルに訊いた。「簡単だよ。人間には魂があるが、動物にはない。それが私の基本的な考えだ。動物は神の姿に似せてつくられていないから、死ぬときはただ死ぬだけだ」

動物を殺すことに気分が悪くなると人間がいい出したのは現代になってからだというのは、気休め的な神話だ。命を奪うというのは容易ならざることであり、人間は動物を殺すことを何千年も正当化しようとしてきた。自分の生存に必要なときでさえ、殺すことに感じる恥と折り合いをつけようと苦心してきた。そのプロセスで宗教や儀式は大切な役割を果たした。アメリカ先住民などの狩猟採集民は、人間が生きるために命を差し出してくれた動物に感謝を捧げる。それは、いまではあまり唱える人もいない、食前の祈りにも似ている。

聖書の時代、儀式的なと殺は交替で行うというルールがあった。そうすれば、誰か一人だけが毎日と殺にかかわり、その行為の重大さに鈍感にならずにすむからだ。生贄《いけにえ》の動物を神に捧げる文化は多く、それは、自分たちではなく神が欲してと殺をしたのだと考えたいからなのかもしれない。古代ギリシャでは、と殺を行った司祭（そう、司祭だったのだ。いまでは最低賃金で働く移民労働者の仕事なのに）は、生贄の動物の頭に聖水をふりかけた。動物は水をかけられると同時に頭をふり、それが必要な同意のしるしだと解釈された。

当時の人々は、儀式——文化的なルールや規範——を行うことで動物を見て、殺し、食べることができたのだ。いまでは動物を殺すことや食べることを司る儀式はない。それが、選択肢は目をそらすことか、肉食をやめることだというジレンマに私たちが陥っている原因なのだろう。前者はナショナルビーフ社の客に、後者はシンガーの客になるというわけだ。

一方私は、ほかの選択肢もまだ残されているのではないかと考えた。そしてそれを見つけることは、私たちが食べる動物とその死を再び見つめることから始まるのではないか。豚や鶏や牛の目を見つめてみれば、人によってそれぞれまったく違うものに映るのではないか。魂のない存在。

権利を与えられるべき生の主体。快楽と苦痛を受容するもの。あるいは、美味しい食事。

その答えを哲学的にひとつに突きつめることはできないだろう。ジョエルが教えてくれたある男の話を私は思い出す。ある土曜日の朝、農場を見学に来たその男の車にＰＥＴＡ（動物の倫理的扱いを求める人々の会）のバンパーステッカーが貼ってあるのに気づいたジョエルは、これは面倒くさいことになりそうだと思ったという。けれどもその男が来た理由は動物愛護を訴えるためではなかった。彼は一六年間菜食主義者だったが、肉食を再開するためには動物を自分で殺してみるしかないと決めたのだという。そこでジョエルは鶏を一羽つかみ、処理場に彼を連れて行った。

「その男は鶏の喉を切って、死ぬのを見届けた。鶏が恨めしそうな目をしたり、ディズニー映画の動物みたいにびっくりしたりしなかったのを見たんだ。それから鶏が尊い生き方と死に方をしたことも。つまり、ただの細胞の集まりとして扱われたんじゃないんだってね」

私が見たのも、まさに同じものだったのだ。だからこそ、ある日鶏を殺し、また別の日に食べることができたのだ。この話を聞いて、私もこの男と同じような意識と視線を持ってあの鶏を殺し、食べればよかったと思った。今度は、狩猟がそのチャンスをくれるかもしれない。

ときどき私はこう思うのだ。肉食に対する気持ちをすっきりさせるためには、さらにその過程で畜産を改良するためには、ただ大規模畜産経営体の金属製の壁や食肉処理場のコンクリートの壁をガラスにするという法律をつくればいいのではないかと。何か新しい権利を確立することが必要だというのなら、この見る権利こそが必要なのだ。大規模畜産経営体のような場所を目にして、菜食主義になる人はおそらく多いだろう。肉を別の方法で手に入れようとする人も出てくるだろう。透明性のある飼養と処理を実践する農場主のところで。そういった農場は存在するし、客に処理場を見せてもかまわないと考える小さな精肉工場もある。たとえば、ミネソタ州キャノンフォールズにあるロレンツミート社だ。同社は動物の扱いに自信を持っており、処理場をガラス張りにしている。

アメリカにおける動物の工業化と動物に対する残忍な仕打ちは、比較的新しく局所的で、避けることのできる現象だ。家畜をここまで集約的に、残忍に飼養して処理する国はほかにはない。歴史上アメリカ人ほど、自分たちが食べる動物からここまで離れて生活している人間もいない。精肉工場の壁が文字通り、あるいは比喩《ひゆ》的にでも透明になったら、私たちは家畜をいまのような形で育て、殺し、食べてはいないだろう。豚の断尾も豚用の檻も鶏のくちばしを切るようなことも、一夜にして消えるだろう。一時間に四〇〇頭もの牛を殺す日々も、たちまち終わりを告げるだろう。誰がそんな光景に耐えられるというのか。確かに肉の値段は高くなるかもしれないし、消費量も減るかもしれない。けれどもそのとき私たちは、動物が受けてしかるべき、意識と礼儀と尊厳を持って、肉を食べることだろう。

第18章　狩猟──肉

森を歩く

弾を込めたライフル銃を持って、獲物の気配にあふれる見知らぬ森を歩くのはぞくぞくするものだ。こう書くのは気恥ずかしいが、本当のことだ。私は本来まわりのものに敏感に気づくたちではない。ところがいまここでは完璧に、あたりのすべてに注意を向けて、ほかの情報はまったく遮断している。いままでこれほどの注意力を発揮できた経験はない（ある麻薬を使った例を除けば）。

今日初めてのそよ風が松の葉を梳《す》くように吹き抜け、低くささやきながら、木肌と土に波打つ光と影を刻んでいく。空気にはある種の濃淡があることにも気づいた。これは受動的な、あるいは美的な注意力ではない。まわりに向かって指のように、神経のように伸びていく、飢えた注意力だ。私の目は、体は入れないようなやぶ深くに立ち入り、からまった枝の合間を抜け、岩の上や切り株のあたりをなめるように動き、何か少しでも動きがあればそれを持ち帰るように、注意深く進んでいく。目が利かない暗い場所では、耳が意のままに進んでいき、報告を持って帰る。渓谷の底で折れる枝や、鼻を鳴らす音……、待てよ、いまのは何の音だろう？　ああ、鳥だったのか。それはまるで、すべての感覚が増幅することにも似ている。頭上で急に舞い上るヒメコンドルの影が過ぎると、温度が一瞬下がるのを感じるほど、皮膚の感覚まで呼び覚まされている。私の全身全霊が、覚醒《かくせい》していた。

狩猟はある場所を抑揚を持って変え、散文のように平凡な文字通りの地面は、詩のように何層をもなして伸びやかになる。この世界の私のウェルギリウス、アンジェロは、ワイルドピッグが土に残した形跡をどう見るのか教えてくれた。

「あのオークの木の根のあたりに、耕されたような土が見えるだろう。土が乾いていないのは、昨日真昼の太陽にあたらなかったからで、やつらが昨日の午後から、夜中か早朝にここにいたってことなんだ。それからそこに、くりぬいたような水たまりがあるだろう。やつらが泥水浴びをするぬた場っていうんだ。水がきれいに澄んでいるから、まだ今日は来ていないってことだ。だからここで待つのもいいかもしれないね」

アンジェロによると、この獣は、五、六頭で行動し、毎日移動して、食べて、寝て、体を冷やすという日課があるのだという。そこのオークの木立でドングリや塊茎《かいけい》や地虫をほじくる。午後になって気温があがると、マンザニータの絡みあう枝の下に守られた、楕円形に掘った土埃《つちぼこり》のたつ地面で昼寝をする。それからぬた場で体を冷やす。ぬた場のほとりには、小さな蹄《ひづめ》の痕《あと》がくっきりと刻まれている。背中についた泥は、そこの松の木でこそげ落とす。下の方の木肌がつるつるで、濃い色になっているところだ。そしてこの縄張りから次の縄張りへ、丘の斜面を覆うようそうとしたコバンソウを左右に分けて進む。その形跡は、コバンソウが日光に数時間さらされないと消えないから、どれぐらい前にここにいたのかがわかる。ワイルドピッグの一日の行動範囲は、一〇〇平方キロほどにもなる。

ここで何年も狩猟をしてきたアンジェロは、このオークの森とその向こうの草深い峰にはワイルドピッグの三つの集団が棲《す》んでいるという。それはまるで領土が重なった三つの国のようであり、それぞれの国のお気に入りの場所は少しずつずれている。狩猟者はその地図を頭に入れ、過去にこの獣に遭遇した穴場と、穴場同士をつなぐ道もマークする。それは当然、獣道よりかなり少ない。獣の地図と違って狩猟者の地図には、私有地の境界線や、通行権についても示されている。

狩猟者の目的は、この両方の地図を合わせることだ。それが合わさるときは、誰が選んだのでもない、ある時間に起きる。狩猟者がこの獣や縄張りについて得られる知識は多いが、結局その日に何が起きるかはまったく予測がつかないからだ。狩猟者が望み恐れていた遭遇が実際に起きるのか、そして起きたとしたら、どんな結末が待っているのかということを。

その遭遇を実現するためには何もできないから、狩猟者は準備を整えて、ただ注意力というパワーによって獲物を目の前に呼びだせるよう、全力を傾ける。狩猟という戯曲は、捕食者と獲物という役者が邂逅《かいこう》するずっと前から両者を結びつけている。獲物に近づく狩猟者は、本能的にその獲物に近い生き物になる。何ものからも見えず聞こえぬように身を潜め、得もいわれぬほど感覚を研ぎ澄まして。狩猟者と獲物は、それぞれの地図に、それぞれの感覚に、それぞれの本能に従って動く。狩猟者の本能はまさにこの邂逅を早めるために、獲物の本能はそれを避けるために、進化したのだ……。

ちょっと待ってくれ。いまの文章は、本当に私が書いたのか？　冷やかし抜きで、真剣に書いたというのか？　恥ずかしいにもほどがある。狩猟者の本能について私が文章を書き、狩猟が二種類の動物の原始からのつながりを表し、その動物の片方はこの私だとまでいっているのか。一体なんてことだ。この手の文章は、狩猟者の興奮をあおる狩猟者用猥本《わいほん》ともいえる著作のなかで目にしたことがある。スペインの哲学者オルテガ・イ・ガセットや、あるいはヘミングウェイなど、タフな髭面《ひげづら》の、氷河期に恋いこがれるアメリカ野生派作家などの本を読むたびに、私はいつも呆《あき》れかえったものだった。まじめくさって野生主義にふけるのを見るのは我慢《がまん》できなかった。血への渇きを隠そうともせず、自然との本物の遭遇とは、銃の照準器から見たもので、大きな哺乳類が死んで地に横たわることで終結するのだといいきる、男臭い驕《おご》り。その殺しの行為は敬意の証拠だという、オルテガ・イ・ガセットは、『狩猟の哲学』に「ある機会において、ある動物に最も倫理的な敬意を払える方法は、その動物を殺すことである」と書いている。まったく、勘弁してほしい。

ところがいまの私ときたら、狩猟者的ハイ状態で、まるでこのオルテガが乗り移ったようではないか。それは、狩猟体験を説明するには、ほかに良い言葉が見つからないからかもしれない。だから茶化さずに、過度に熱の入った文章を書いてしまうはめになるのだろう。あるいは狩猟は、外から見るのと実際にやってみるのとでは、まったく違う経験なのかもしれない。

アンジェロと二度目の狩猟に行ったあと、そう感じざるを得ない出来事があった。その日、長い胸踊るような一日を森で過ごしたあと、ボトル入りの水を買おうとセブン‐イレブンに立ち寄ったときのことだ。アンジェロも私も疲れ切って全身汚れていた。ジーンズの前にはどす黒い血のしみがついていたし、とても良い香りをふりまいていたとはいえない。レジの後方にあるタバコ棚の、そのまた後ろの鏡に、明るい蛍光灯に照らされて、得意満面の何とも汚らしい動物殺し二人の姿が映っていた。列に並んだほかの客が、私たちからすすんで距離を置いているのも見てとれた。店員が私たちを強盗と間違えて、両手をあげてお金を投げ出さなかったのが不思議なくらいだ。

狩猟というのは、アイロニー——客観的な視線——を持って見ると、すべてがしぼみ、少年の遊びや先祖返り的なものに縮められてしまう。同時に、狩猟という経験には、アイロニーを駆逐してしまう何かがある。一般的にそのような経験は、それについて書くだけよりも自ら経験した方がいい。そしてまさに私は、予想をはるかに超えて、ワイルドピッグを撃つことを楽しんでしまったのだ。

カンナビノイド的瞬間

行きたくない、という気持ちも私は持っていた。狩猟に行く前夜は、悪夢をいくつか見た。波間に揺れるボートに乗り、私に向かって大砲を発する駆逐艦をライフルで狙う夢。森にアンジェロのシチリアの親戚がうようよいて、銃の引き金のところにある小さいボタンが左右どちらに出ていれば安全装置がかかっている状態だったか、どうしても思い出せない夢。

狩猟に行く前に実際にライフルを使ったのは、オークランドヒルズの射撃練習場での一度きりだった。昼前になっても紙の標的は、私の左肩ほどのダメージは受けなかった。私の左肩は、その後も痛みが一週間ひかなかったのだ。自分の銃を買うつもりはなかったので、アンジェロがごく基本的なポンプアクション式のライフル銃、270ウィンチェスターを借りてきてくれた。照準器は古いタイプで、慣れるのに時間がかかった。はじめ私は、動物に向けて引き金を引けるような何かを自分が持ち合わせていないのでは、と心配していた。だが練習が終わったあとそれは、引き金を引くことができたとしても、獲物をかすめもしないのではないかという心配にとって代わった。

私たちの計画は、ソノマ郡の北側のあまり人が住んでいない地域で、ワイルドピッグを狩ることだった。そこは四〇〇ヘクタールの私有地で、アンジェロの友人リチャードがその地主だ。アンジェロは鹿や七面鳥や鴨も狩るが、いろいろな理由で、私はワイルドピッグの方がよかった。

この動物はカリフォルニア各地で有害とされているから、有害動物の方が、水鳥のような野生の原生種をとるよりもよほど楽に納得できるように思えた。水鳥は生息地を失い過剰な捕殺で危機に瀕しているからだ。ワイルドピッグはかなり長い間このあたりに棲んでいるが、原生種でもなければ厳密にはもともと野生（ワイルド）でもない。野生化した、というのが正確だろう。それに凶暴だという評判で、ドッグ・リッパー（犬の切り裂き屋）というあだ名もつけられている。

一四九三年、コロンブスは二度目の航海で新大陸に豚を持ち込んだ。一世紀後までには、スペイン人が家畜用の豚をアメリカ南部とカリフォルニアに導入し、豚を森林に放し、ドングリや草を食べて肥《ふと》らせ、必要に応じて狩猟していた。一八四〇年代に、ロシア人の入植者が家畜用の豚を北カリフォルニアに持ち込み、後年、数は不明だが、地主が野生のユーラシアイノシシをおそらく大型の狩猟獣として利用するために持ち込んだ。

その後カリフォルニアでは、野生の猪と野生化した豚が交配し、オークの森と低木林（チャパラル）で、その頑健で知能の高い子孫が栄えてきた（ワイルドピッグは一般的にボア（猪）と呼ばれているが、外見的には家畜用豚の遺伝子が強く出ている。けれども、家畜用豚よりも鼻が長く尾がまっすぐで剛毛が多い）。ワイルドピッグには強力な捕食者がいないため、多くの生息地ではびこり、まるで道をつくるように土が掘り起こされた結果、浸食や侵略的な雑草に荒らされ、農地やブドウ園や森林が脅かされている。

これが、カリフォルニアのワイルドピッグを狩るための、自分に向けた環境的な言い訳だ。一方、私はワイルドピッグを食べてみたかったのだ。鹿や鴨や、アンジェロが好んで狩る小型の鳥よりも。私は豚肉が好きだし、カリフォルニアに越してきてから、ワイルドピッグが家畜用の豚や南部で狩られる純種の猪よりもどれだけ美味しいか、聞いていたからだ（猪のシチューを一度食べたことがあるが、ややくせのある臭みが強すぎた）。なぜワイルドピッグ狩りをするのかという私の質問に、アンジェロはまったくためらうことなく（環境面のことなどひと言も触れず）、合わせた指先にキスをしてこういった。「肉のなかでも最高の味だからさ。ワイルドピッグの生ハムほどうまいものはないよ。大きいやつを一頭仕留めて、生ハムをつくろう」

ある意味で、アンジェロが狩ろうとしていたのは獣というよりは、生ハムなのだ。アンジェロはソノマに行く道中、狩猟と釣りについての哲学を話してくれた。

「僕にとっては、スポーツじゃなくて食べることなんだ。僕はいわゆる大物狙いじゃない。自分と友人のために美味い料理をつくるのに必要な、サラミや生ハムの分しかとらない。それだけでおしまいにして帰るんだ。友人のハビエルと狩りや釣りに行くと、それでいつもケンカになるんだけどね。ハビエルは釣ってもいい量を超えてもまだ釣り続ける。釣って放して、また釣る。要するにキャッチ・アンド・リリースだ。同じ魚がかかっているんじゃないかっていうんだけどね。それじゃあ食べ物で遊んでいることになるだろう。食べ物で遊んじゃまずいよね」

さて一回目の狩猟では、この土地の持ち主リチャード（アンジェロがワイルドピッグ狩りを教えたのだ）と、アンジェロの友人ジャンピエールが参加した。ジャンピエールはフランス人で、バークレーのレストラン、シェ・パニースのシェフだ。彼はここ何年もハンティングはご無沙汰《ぶさた》だったが、昔はブルターニュで親戚とよく猪狩りをしたという。ジャンピエールは羽根のついた緑のフェルトのチロリアンハットをかぶり（皮肉抜きでぴったり似合っていた）、黒い乗馬靴をはいていた。リチャードは狩猟者に万国共通の色であるオレンジの服を、私は持っているなかでいちばん明るいオレンジのセーターを着ていたが、アメリカの典型的な狩猟者には見えなかったと思う（アンジェロはふくらみのあるヨーロピアンスタイルの黒いズボンをはいていた）。

私はアンジェロと組むことになり、リチャードたちと別れ、昼頃に車に戻って昼食をとる約束にした。ジャンピエールとリチャードは、下の森の方に続く材木用の道を降りていった。アンジェロと私は、草深い峰の方をアンジェロの四輪バギーで偵察することにした。この四輪バギーをアンジェロはバイクと呼んでいる。バイクは大音声をたてたが、ワイルドピッグは気にしないし、歩き回るよりも広い面積をカバーできるのだとアンジェロはいう。四輪バギーのボンネットに弾の入ったライフルを置き、私は運転席の後ろの板に尻を押し込むようにして座り、舗装されていない道を大きな音をたてて揺れながら、獲物を探しに出かけた。

「今日、君は最初の獲物を殺すんだ」アンジェロは、エンジン音に負けないような大声で怒鳴った。狩猟の何たるかを考えると、そして私自身の能力を考えてもいうまでもなく、これは予測というよりは祈りに近いことはわかっていた。

道を曲がるたびにすごく良い穴場やよく獲物を見かける場所が現れ、それぞれにエピソードや手柄話がついてきた。すべての風景が、この獣の死や、あるいは死を免れたエピソードで埋めつくされた。ある場所では、雌を見かけたがその後ろに仔が続くのを見て撃てなかったという（「でもそのあと、ほかのワイルドピッグが仔を引きとるものだってことを聞いたんだ。今度は撃つよ」）。またある場所では、群れに出会って撃ったところ、ひとつの弾で二頭仕留めたこと。それから少なくとも体重一四〇キロから一八〇キロはあったやつを遠くから撃ったが、外れてしまったこと。大きいのを仕留め損なったというエピソードは、それがいまもどこかに潜んでいるという、神話的な可能性が、その地に加わるから重要なのだ。

しばらくして、私たちはバイクをとめて歩くことにした。アンジェロは、当面の目的地とそこまでの行き方を教えてくれた。目的地は、渓谷の底にあけた草地にあるぬた場だ。そこがよく見える木を見つけて、二〇分ほど、身動きせずにアンジェロの口笛の合図を待つこと。アンジェロは同じ場所に違う方向から近づき、私の視界に入るところにワイルドピッグを追い込もうという計画だ。

アンジェロの足音が聞こえなくなってから、私の目と耳はすべてに対して研ぎ澄まされた。それはまるで、全感覚の感度のダイアルをあげたようだった。あるいは、自分があまりにも身を潜めたため、世界の音量があがって光度が明るくなったような。早朝だったので鳥のさえずる声が多かったが、それはすべて雑音と考え、聞かないようにして、ある周波数の音だけを聞くようにした。それは枝が折れる音や、動物が鼻を鳴らす音だ。私は、それまでにないほど奥深くまで、森を見渡せることを発見した。信じられないほど遠くにあっても、視界に映るどんなわずかな変化も、動きや黒さがあるものならとらえることができた。視界の焦点は薄気味が悪いほど冴《さ》え、どこまでも見渡せる。私は近視だから、それはちょうど、度が強い新しい眼鏡をかけたときの経験に似ていた。あとでアンジェロに説明したところ、「その現象は狩猟者の目というんだ。よく知っているよ」と教えてくれた。

ちょうど例のぬた場が見渡せる日陰を見つけた私は、落ち葉に覆われた地面に身をかがめ、マドローナの木のなめらかな幹に背をもたれた。それから銃を脚の上に載せ、息を殺した。すると自分の鼻息がひどくうるさいように感じたので、口で静かに呼吸するようにした。頭に入ってくる感覚的情報があまりにも多かったため、ふつうの意識状態は押しやられてしまった。それは瞑想《めいそう》するときの状態にも似ていたが、瞑想とは違い、頭を空っぽにするのにまったく努力は必要なかった。感覚をワイルドピッグという森の周波数に合わせ、ただ目をこらし耳をすますという行為だけが頭の象限すべてをいっぱいにし、現在の時間とつなげていた。二〇分はあっという間にたってしまったから、時間が過ぎるのも忘れていたらしい。ふつうなら、これほど長くこんな姿勢を続けることには体が抵抗するはずだが、姿勢を変えようとか、重心を移そうなどともまったく考えつかなかった。

あとで気づいたのだが、この私が気に入った精神状態はいろいろな意味でマリファナを吸ったときに似ている。感覚がひときわ鋭くなり、そのときに集中しているもの以外は、身体的な不快感や時間の感覚など、すべて忘れてしまう。現在、神経科学分野で興味深い研究のテーマに脳内のカンナビノイド系ニューロンネットワークがある。この神経系の受容体は、カンナビノイドという特殊な化合物によって活性化される。そのひとつはＴＨＣ（テトラヒドロカンナビノール）で、マリファナの有効成分でもある。もうひとつは最近発見された、脳内でつくられる神経伝達物質アナンダミドである（サンスクリットで法悦を意味する言葉から発見者が命名）。植物によってつくられても脳内でつくられても、カンナビノイドは感覚的経験を強化し、短期記憶を無効にして、食欲を刺激する効果を持つ。このような仕組みに進化的にどういった有用性があるのか、科学者もまだわかっていない。カンナビノイドは、オピオイドと同様、脳の鎮痛作用と報酬作用の役割を果たしているという説もあれば、食欲や感情のコントロールに役立つという説もある。

狩猟の経験から、違う説も提示できる。カンナビノイド受容体は、狩猟で生きる生き物のために自然淘汰が選んだ適応なのではないか。感覚を研ぎ澄まし、集中力を高める脳内化学物質は、いま現在していること以外のすべてを忘れさせてくれる（身体的な不快感や時間の感覚も）。さらに、まさに食欲を高めるという点も、狩猟者としての人間にとっては完璧な薬理学的意味があるではないか。動機、報酬、狩猟への最適な精神状態をすべて提供するのだから。この朝、森で身をかがめて木立を熱心に調べていた私が感じていたのが、脳に吹き寄せるアナンダミドの潮だったのだとしても、私は驚かない。

けれども、そうであったかどうかは別として、アンジェロの口笛が見張りをする私を突き刺すように響いたとき、私は自然界に新しい扉から入ったような感覚を覚えた。このとき、私は森に棲《す》む生命《いのち》の傍観者ではなく、完全な参加者になったのだ。後日、オルテガが自分の経験について書いたものを読んだとき、私は別にばかげているとはもう感じなくなっていた。狩猟とは、人間が歴史から逃れて自然に戻ることができる、最後で最高のチャンスなのだと書いてある一節を読んでも。これを彼は人間的状態からの休暇と呼んでいる。

人が狩猟をするとき、空気はいつもとは異なる、得もいわれぬ感覚をもって皮膚の上を滑り、肺に入る。岩は表情豊かになり、草木は新たな意味であふれる。これはすべて、足を進め、あるいは身をかがめて待つ狩猟者が、自らが追う動物と大地を通じてつながりを感じるからだ。それは、動物が視界にあってもなくても、あるいは不在でも同じことなのだ。

一方、旅行者が自然界を見るときは、このような一心不乱さやつながりを持つことはない。旅行者の目には風景が映るだけで、その風景は歴史がつくったものだ（そしてその歴史は比較的新しいものだ）。その目は、芸術や期待によって条件付けされているから、風景の傍観者の立場から離れることはできず、彼自身や歴史の外に踏み出すことはできない。それは彼が見ている風景が、自然だけでなく文明の産物だからだ。

旅行者は広大な空間全体を見るが、その視線はただ滑っていき、何をとらえることもない。田園風景の絶えず変化する構造の要素それぞれの役割を認識するわけではないのだ。すべてを危険とみなす野生動物にも似た、いっときの休みもない警戒心を持つ狩猟者だけが、何が簡単で何が困難なのか、あるいは何が危険で何が安全なのか見えるのだ。

オルテガは、狩猟は人間であることの普遍的な方法であり、私たちが忍び寄り追う獣が、人間の獣性を喚起するから、狩猟するときに人間は自然に戻るのだという。これは純粋でシンプルな先祖返りであり、人間の初期の姿の回復であり、オルテガにとっては狩猟だけが持つ優れた価値なのだ。彼の主張のなかで最も乱暴なのは、狩猟だけがそういった回帰の方法だといっていることだ。誰ももう聖アウグスティヌスのようなクリスチャンには絶対になれないのと同じように、歴史はいったん進むと戻ることはできないからなのだと。

それではなぜ、旧石器時代に戻ることができるのか。それは、狩猟者のアイデンティティがまさに有史前的なもので、人間の体や脳のつくりに進化によって刻み込まれているからだ（もちろん、採集に関しても同じことがいえるかもしれないが、オルテガは触れていない。おそらく、採集のような形で自然に触れることは、このスペイン人の好みにとってはドラマ性や男らしさに欠けるのだろう）。現代では、狩猟をとり巻く環境は完全に人工的なものだとオルテガは正直に認める。けれども、捕食者と獲物の遭遇というその経験自体、つくりものではないのだ（獲物に訊いてみればいい）。狩猟は現代的な生活からのつかの間の休暇で起きるのかもしれないが、その興奮の瞬間で起きることは常に、オルテガがひるむことなく使う言葉によれば、正真正銘なのだ。

準備はできていたのか

先にも書いたように、その朝、銃を持って森に行ったあとは、このオルテガの説はそれほど馬鹿げたものだと思えなくなっていた。それは私が、実際に銃を撃つはるか前のことだ。残念なことに、この最初の狩猟では銃を実際に撃つ機会は訪れなかった。というより、機会が訪れたとき、私は何もできない立場にいたのだ。これまで私は、オルテガのような人との経験を比べてみたりして、いかにも大物狩猟者のような口ぶりで書いてきたことはわかっている。ところがその日、私は森から手ぶらで戻った。それは狩猟ではもちろん許されることだが、許されないのは、準備ができておらず狩猟者失格だったという点だ。

これは少なくともひとつには、昼食のせいにしたい。

昼前にジャンピエールの手で小さなワイルドピッグが一頭、仕留められていた。ジャンピエールとリチャードは、森の方で大小二頭の姿を見たのだが、誰が仕留めるか決める前に（リチャードは客であるジャンピエールに、ジャンピエールは主人側に丁重に譲った）、大きい方が逃げ出してしまったのだ。峰に四輪バギーで戻る途中、アンジェロと私はジャンピエールの戦利品を四輪バギーに載せた。プードルほどの大きさだっただろうか、黒くごわごわした毛に覆われたその獣の頭の横には鮮やかな赤い血が吹き出ていた。アンジェロは車の近くにあった木の太い枝に獲物の足首を結んで吊した。昼食が終わってから、解体する予定だ。

ヨーロッパ出身で、腕利きの料理人でもあるアンジェロとジャンピエールは、昼食への取り組みも生半可ではない。それが人里離れた森のなかであってもだ。「ちょっとつまめるものを持ってきたよ」とジャンピエールがつぶやくと、「僕もだ」とアンジェロがうなずき、二人のバックパックから、目を見張るようなフルコースのピクニックメニューが登場し、アンジェロのSUV車のフードの上に広げられた。ロブスターのテリーヌ。オヒョウのジュレ。手づくりサラミと生ハムとモルタデラソーセージ。ワイルドピッグの自家製パテ。自家漬けのオリーブ。ガーキンピクルス。チキンサラダ。多種多様のチーズとパン。とれたてのイチゴにペストリー。食器にカトラリーにナプキン。そしてもちろん、赤ワインと白ワインが一本ずつ。

それはまったく頰《ほほ》が落ちるような昼食だった。けれどもまず間違いなく、これで私の狩猟者としての切れは鈍ってしまった。ハンティング講習の試験で、比較的易しい質問に、酩酊状態で狩猟をするのは許容できる行動かというのがあった。酩酊状態でこそなかったが、昼食後、リチャードと再び出発したときの私は、確かにリラックスして多弁になっていたと思う。アンジェロはワイルドピッグの解体にとりかかり、戦利品をすでに仕留めたジャンピエールは草の上で食後の昼寝に入った。

リチャードと私はライフル銃を肩に載せて、日陰になった道を進んでいった。以前、リチャードがワイルドピッグを見かけた場所が目的地だ。歩きながら、私たちはあらためて自己紹介もしながら、いろいろと世間話を始めた。まもなく二人とも同じ新聞社で働いたことがあるのがわかり、最新の噂話を交換し、いろいろなゴシップを解剖した。会話にすっかり夢中になり、私たちの注意はだんだんとこの森からマンハッタン・ミッドタウンのその新聞社がある建物へと移っていった。三〇メートルも離れていない真正面の日陰に、三、四頭の大きな黒い何かが動いているのがたまたま目に入るまでは。

目の前の道は、傾斜のある土手と大きなオークの木でほの暗かったが、私が初めて見たこのワイルドピッグの姿は間違いようがなかった。そしてその突然の出現で、私の注意力は荒々しくこの森へと引き戻された。まさにそこで、四頭の大きな獣がオークの木の下で土をほじくっているではないか。私たちをつなげる道に落ちているドングリ以外のことには目もくれず。不思議なことに、私たちの姿も、それまでの騒々しいおしゃべりにも気づかなかったようだ。

私はリチャードの肩をつかみ、口に指を一本当ててから、前方を指してみせた。リチャードは足を止め、「君の獲物ですよ」と声を潜めていった。「さあ、どうぞ」

何人かで狩猟をするときは、はじめに獲物の姿を目にした者が最初の一発を撃つのが通例だ。それは狩猟のスキルが、動物を殺すだけでなく見つけることにもあるという事実を認識してのことなのだろう。実際、狩猟採集社会の多くでは、肉の最初の分け前は、獲物を殺した者ではなく、最初に見つけた者に与えられる。このワイルドピッグは、私のものだ。

しかし少しばかり問題があった。私は昼食後出発する前に、ライフルに装弾していなかったのだ。薬室には弾がなかった。いま装弾すると、獲物に存在を気づかせることになってしまう。試してみてもいいが、おそらく撃つ準備が整う前に獲物は逃げてしまうだろう。私はリチャードに小声ですべて説明した。リチャードの新品のフィンランド製ボルトアクション式ライフルは、ボルトをちょっと動かせば装弾できる。私は彼に一発目を譲った。

リチャードは地面に片膝《かたひざ》をたてて、ライフルをゆっくりと肩まであげた。私は来たるべき銃声に身構え、そのときが来たら装弾しようと準備した。一頭ぐらい仕留めるチャンスはあるかもしれない。リチャードは慎重に銃を構え、相手が脇腹を見せるまで待った。ワイルドピッグは頭を下げ、ドングリを食べ、まったく私たちに気づく様子もない。森が炸裂するような銃声が響いた。一頭がよろめき、土手に倒れ、ふらふらと立ち上がろうとしているのが見える。私は装弾したがすでに遅く、ほかのワイルドピッグはもう消えていた。傷ついた獲物に向かってリチャードは再び銃を放ち、ワイルドピッグは倒れた。

ほかのワイルドピッグは逃げてしまった。何分か追ってみたが、曲がったところで姿を見失った。戻ったときには、リチャードが仕留めた獲物は息絶えていた。ジャンピエールが仕留めたのよりかなり大きく、臀部《でんぶ》に弾を受けたようだ。私はアドレナリンが放出するのを感じた。それまでにもすでに出ていたのかもしれないが、このとき初めて、少しくらっとした感覚と、体が震えるのを感じたのだ。撃ったのは私ではなかったが、圧倒的な何かに自分もかかわった気分だった。それは、まるで違う世界が衝突したかのようだった。ワイルドピッグのほの暗い王国が明るく照らされた人間の世界とぶつかり、野生の国の密使が肉になったかのように。

このワイルドピッグは雌で、おそらく体重四五キロはあり、担ぐのには重かったので、後ろ脚をつかんで車まで交替で引っ張っていくことにした。動けないものの重さのことをデッドウェイトというが、初めて死の重さという文字通りの意味を実感した。小さな蹄のすぐ上あたりをつかむと、剛毛に覆われた皮の下にまだぬくもりがあった。消えかけていく力強いエネルギーの名残だ。この死体を岩の多いごつごつした地面の上で引きずっていくのは、何か間違っていると感じた。この獣にはまだぬくもりが残っているが、何も感じていないのだと私は自分に言い聞かせなければならなかった。車に着いたときには、もう死体は冷たくなっていた。

アンジェロが早足でやって来た。獲物に感心し、話を聞くのをわくわくと楽しみにしている様子だった。狩猟の手柄話が、実際獲物を仕留めてから数分で形づくられる過程は面白いものだ。

とらえどころのない瞬間に一斉に起きたあれこれの出来事を考えながら、そのアドレナリンのもやのなかから辻褄が合い理解可能な何かを引きだそうとする。同じ場面を目撃していたのにもかかわらず、リチャードと私は車までの長い帰り道、慎重に自分の物語を相手に確認した。私が準備ができていなかったこと。なぜ私ではなくリチャードが撃ったのか、その理由の復習。獲物の正確な数と獲物までの正確な距離。まるで包みを丁寧にはがすように、不確かな記憶を狩猟の手柄話という事実にすることに合意した。アンジェロは熱心に耳を傾けていたが、みるみるうちにがっかりした表情になった。私が撃つべき私の獲物だったのに、仕留められなかったからだ。

「準備ができてなかったんだ」アンジェロは淡々といった。「狩猟ではいつもスタンバイしてなきゃだめなんだ。まあいいさ、今日は勉強になったじゃないか。次はちゃんと用意をして、一発で仕留めるんだ」

アンジェロは息子に落胆した父親のような口調にならないように努めていた。それでも私は、期待に添えなかった息子のような気分にならざるを得なかった。

この出来事は一体何だったのだろう。私は準備ができていなかったのだ。でもなぜだろう。現実的な理由は明らかだ。獲物を逃すリスクを負うより、リチャードに譲った方が理屈に合ったからだ。私がエゴイスティックでない決定をしたから、この獲物が手に入ったのだ。けれどももしかしたら、深いところで、私は心の支度ができていなかったのかもしれない。装弾していなかったのは、自分が狩猟をすることに対して、無意識にためらっていたせいかもしれない。とにかく私がチャンスを逃したのは確かで、どれぐらい深くまでその理由を突きつめるべきかわからなかった。

だが私は、ずっとワイルドピッグを仕留めようと決めていたし、このときもその気持ちは変わらなかった。まず私はその肉で、例の自給自足の食事をつくる予定だったこともあるのだが、狩猟という体験をしたいと心底から思い、それから学べる何かを渇望していたのだ。だから私は、その午後一人でひたすら獲物を探し続けた。峰を歩き、日陰に気配がないか調べ、目をこらし、耳をそばだて、森からその姿が現れることを願った。アンジェロがもう帰る時間だと告げたとき、私は本当にがっかりしてしまった。

ジャンピエールは、寛大にも自分の獲物を少し分けてくれるといってくれた。私がつくる食事には肉が必要だったので感謝したが、受けとれば、この狩猟者の小さな社会での私の身分の低さがますます強調されることもわかっていた。戦利品を分けるのは、成功した狩猟者にだけ許される特権だ。その特権がどれほど大切なのか、私は人類学の文献で読んできた。肉が持つ栄養的な密度は、狩猟採集者の世界で貴重な信用の形態となってきた。狩猟に成功した者は、いつも自分の家族だけでは食べきれず腐らせてしまうほどの肉を手に入れることが多い。実質的に、余剰分はほかの人の体に保存した方が道理にかなうからで、そうして義理や後日の頼みごとと、肉とを交換するのだ。チンパンジーも同じことをする。

もちろんジャンピエールが威張ろうとしていたとか、何か見返りを期待していたとかいうのではまったくない。それでも、ここで私が優位な狩猟者から肉を受けとるという、どことなく情けない立場にいることに変わりはない（リチャードに、獲物を最初に見た者が肉を受けとる権利を得るという狩猟の伝統を教えようかとちらっと思ったが、考え直した）。私はジャンピエールの肉を受けとり、礼をいった。

その後何日か、私はまた狩猟に行くべきかどうか悩んだ。肉はもう手に入ったのだ。狩猟もいちおうやったのだし、どんなものかよく――まあ大体のところは――理解できた。自然界での狩猟者のあり方と、ワイルドピッグのあり方を。私は獲物を見つけて、その死を見届けた。狩猟の手柄話もかなりいい線をいっている。だが私の話を聞いた人は皆、結末が不満だと充分教えてくれた。「ということは、一発も撃たなかったのか」と。私はチェーホフ的戯曲のルールを冒してしまったのだ。第一幕で銃を登場させたからには、銃が火を噴くまで幕は下りない。弾が外れたとしても、銃は撃たれなければならないのだ。それが少なくとも、物語の決めごとだ。

そしてもちろん予想通り、例のセニョール・オルテガは、私が獣を実際に殺すまで狩猟者の仲間には入れてくれないだろう。写真撮影やバードウォッチングなど、ただ傍観者として参加するような、狩猟のプラトニック的類似物だけでは足りないのだ（「プラトニック主義は仮面的信心の最大の伝統である」と彼は書いている）。

「狩猟を拒否することもできるが、狩猟をするなら、ある最終的な条件を受け入れなければならない。それがなければ、狩猟という現実は消えてしまう」

獣を殺すことも、その条件に入っている。オルテガは、人は殺すために狩猟をするのではないが、狩猟をしたというには、殺さなければいけないともいっている。なぜだろうか。それは例の正真正銘さのためだ。この冒険的体験が、自分が食べる動物と、その死への根源的な責任をとることを意味するのなら、私はまだそれをやっていないではないか。

次に狩猟に行くときは教えてほしい、と私はアンジェロにeメールを書いた。アンジェロからの返事には、出発の四八時間前には連絡するとあった。充分、準備が整えられるように。

私の獲物

それから約一カ月後、五月のある金曜日に、アンジェロから連絡があった。月曜日の朝六時きっかり、ソノマのガソリンスタンドで待ち合わせることになった。今回はアンジェロと二人だけだ。

待ち合わせ場所から目的地までの数キロは、アンジェロのSUV車で行った。ヒールズバーグの北、人里離れた勾配の激しい丘の道をくねくねと曲がる。あたりの風景は、カリフォルニアの冬特有の緑色から夏を迎えて金色になりかけていた。丘はどれも大きな獣の背中と肩のように見えた。その獣の皮膚は濃い草で覆われている。

リチャードの土地のゲートに着く前、最後のカーブを曲がったとき、私のいた助手席側の窓からワイルドピッグの群れが見えた。道に隣接した丘のところに、大きいのもいれば仔もいる。アンジェロは路肩に車をとめ、やつらがいるのはリチャードの土地だといった。ハンティングの講習によると、確か公道から撃ってはいけないはずだ。だから私たちはワイルドピッグを驚かして丘の頂上へ動かし、丘を越えさせて向こうの森側の方に追い込むことにした。クラクションを鳴らし、大声をあげ、車から出て馬鹿みたいに腕をふりまわすと、やっと群れは丘を登っていった。「これは幸先がいいぞ」車に戻ったときアンジェロはいい、予言でも祈りでもある言葉をかけてくれた。「今日は、君が獲物を仕留めるんだ。でかいやつをね」

私はまだ自信がなかったが、ワイルドピッグの姿を見たことは確かに幸先がいいように思えた。その群れは元気そうに動き回り、食べ、せわしなく動いていた。

まず私たちは、アンジェロのいつもの場所を巡回した。四輪バギーで峰をまわってから、下の方の森は歩いてまわった。私は銃の薬室に弾を入れたままにしていた。前回よりも暑い日だったので、アンジェロは、ワイルドピッグも日陰の方に行くだろうという。森の奥深くのぬた場で見張り、道に隣接した丘の、シダが茂るひらけた草地にも行ったが、このあたりに追い込んだはずの群れの姿はなかった。

朝の九時を過ぎた頃、傾斜のきつい丘の斜面にある伐採搬出用の道を歩いていると、鳴き声が聞こえた。それはあまりにも大きく深く、喉《のど》の奥から出るような声だったので、大地の腹から聞こえてくるようだった。大きなやつがかなり近くにいるのだ。でもどこだろう？　どの方向を見るべきだろう？　音からは手立てがない。それは遍在する、大地そのものの鳴き声のようで、耳で聞こえるというよりは体で感じるような音だった。私たちは低くかがんで、できる限り身を潜めた。私はそれまでにしたことがないほど耳をそばだてた。それはたとえば、夜中に聞こえる奇妙な音に耳を澄ますのにも似ていた。

だがそこまで全神経を集中させることはなかった。次に聞こえた音は、最初と同じぐらい大きかったからだ。右側の、オークの木が茂る切り立った丘の斜面から聞こえたその音は、枝が折れる音だった。丘の上の方からは川が流れており、私たちのいたところから三〇メートルほど前を横切っている。私は、川の銀色の流れを木々の間を通って丘の頂上まで追った。そして見えた。写真のネガに写る日の出のように、丸まった黒い何かが頂上を越えてやって来るのを。黒い太陽がひとつ、またひとつ。合わせて五、六頭だろうか。頂上に大きな黒真珠のようにつながっている。

私はアンジェロの肩に触れ、群れの方を指していった。

「どうしようか?」

今回はもちろん装弾済みだった、銃の安全装置を初めて外した。

「いまやるべきかい?」

「いや待て。ほら、丘を下りてきてるだろう」アンジェロはいった。

私は銃身でワイルドピッグの姿を追い、照準器で一頭に狙いをつけた。引き金に軽く当てた指を引かないよう、懸命に自制した。私と相手の間には木が多すぎて、狙いが正確に定められない。

「じっくり待とう。あっちからやって来るさ」アンジェロが声を潜めたままいう。

そしてその通り、その群れは恐ろしくゆっくりと進むパレードのように、川に沿って私たちがいる道の方にやって来た。丘を降りてくるのにどれぐらいかかったかわからない——数分だったのか、数秒だったのか。とうとう、まず大きな黒いのが、道に脚を踏み入れた。さらに同じぐらいの大きさで、もっと色の薄いのが。この二頭目は脇腹を見せている。

「いまだ！」アンジェロがささやいた。「チャンスだ！」

私の一、二歩後ろにアンジェロがいるのを感じた。私が仕留めたら、彼も一発仕留めようと準備をしているのだ。私たちは片膝を立て、ライフルを肩まであげて照準器を合わせた。私は想像していたより落ち着いて、頭もはっきりしていた。少なくとも銃身を見たときには、がくがくと震えていなかった。二頭のうち色の薄い方の肩を狙い、照準器のI字型の照星とU字型の照門をその前脚の上あたりに合わせてから、わずかに下にずらす。練習場では弾が全部一〇センチほど、上方にずれて当たったことを計算に入れて。息を殺し、目をつぶりたいという急に襲ってきた衝動を抑え、ゆっくりと引き金を引いた。

それはまるで、その場面の澄み切った静寂とその瞬間自体が、感覚の無数の破片になって飛び散ったかのようだった。獣は慌てふためき、一瞬のうちに、遊園地の黒いバンパーカーのように四方にはじけた。

バーン！　背後でアンジェロが放った銃声に私は飛び上がった。一頭は倒れ、もう一頭もよろめいているように見える。私はもう一発撃とうと装弾したが、アドレナリンが放出し、全身ががくがくと震えて、銃を低く構える前に指が引き金を引いてしまった。弾はあさっての方向に向かい、パニック状態の獣たちの頭上高く飛んでいった。それから場面に暗い戦雲のようなものが下りてきた。何が起きたのかよくわからないのだが、たぶんアンジェロが二発目を撃ったのだろう。私も何とか自分を落ち着かせ、また装弾して撃ったが、弾は外れた。ワイルドピッグの群れはちりぢりになり、左手の土手の方に崩れ落ちるように逃げていった。

私たちは倒れた獲物の方に駆け寄った。かなり大型の灰色がかった雌で、脇腹を下にして道に倒れている。耳のすぐ下に、つやのある血がビー玉大の泡を吹くように流れていた。一瞬、頭をあげようとして体をばたつかせたが、あきらめたようだ。死が足早に訪れようとしていた。二発目は必要ないことを見て、私はほっとした。私たちはこの雌の横を抜けて、急いで群れの残りを探した。アンジェロは、「もう一頭弾がかすったと思ったんだが……」といい、私は土手を降りて探したが、どんどん足場が悪くなった。上からアンジェロが、「戦利品を見に来い」と呼んだ。アンジェロは私の背中を叩き、派手に褒めちぎってくれた。「初めての獲物だぞ！　すごいでかさじゃないか。それに頭に完璧な一発だ。やったな！」

私がやったのか？　本当に私の弾だったのか？　一発目は当たったと思ったが、その瞬間さえ思い出せないほど、記憶はすでに曖昧《あいまい》になっていた。そしてその一発の見事な命中ぶりを見て、たちまち疑念がわいた。だがアンジェロは主張した。自分は別の、黒い方を撃ったのだと。

「いや、マイケル、これは君のだよ。君が殺したんだ。疑いの余地はまったくない」

こうして狩猟の手柄話ができあがりつつあった。あの瞬間の流動的な混乱が、どんどん、実際よりも確かなはっきりとした何かにかたまっていく。「何てすごい一発だ。でかいやつを仕留めたな。極上の生ハムだぞ！」アンジェロはそう続けた。

私は、まだそれを肉としては見ることはできなかった。私の目に見えていたのは、死んだ獣だ。土に伏したその頭のまわりには血だまりが広がっていく。私はひざまずき、手のひらをその乳首の上あたりに当てた。泥にまみれた剛毛の下はまだあたたかかったが、心拍はなかった。私の頭は波打つように混乱していた。ちょうど、少し前にここにいたパニック状態の獣たちのように。まず誇らしい気分が強くわき上がってきた。決心していたことを実行できたのだ。見事に獲物を仕留められたのだ。それから安堵感も洪水のように押し寄せてきた。ああ終わったのだ、本当によかった、もうやらなくていいのだ、と。

それから、まったく予測していなかった感謝の念も。一体何のため、誰のための感謝の念だろう。おそらく自分の幸運さに、そしてもちろんアンジェロに。でもそれだけでなく、自然界から自発的にあの丘の頂上までやって来て、私の視界に入ってきてくれたこの獣に。アンジェロがいう、私の獲物になってくれたことに。この生き物は、私の力の産物というよりは（この群れがいるのに気づいたことを除けば）贈り物だ。誰からの、何からの贈り物なのかはわからない。けれども感謝することが適切に思えたし、私が感じていたのは感謝の念だった。

ひとつ感じるはずだと思ったのは後悔の念だったが、なぜかわからないが、それは感じなかった。そしてアンビヴァレンスさえも。それはあとで感じることになるのだが、このときは、認めるのがやや恥ずかしいが、この上なく良い気分で、心の底から嬉しかった。アンジェロが写真を撮りたいというので、仕留めた獲物の後ろに私は行き、レンズに向かった。片方の手でライフルを胸に抱え、もう片方はワイルドピッグの体の上に置いた。笑うべきか厳粛な顔をするべきか決めかねて、結局、真面目な顔をすることにしたが、笑顔を押し込めることはできなかった。

「良い狩猟者は誰でも、美しい獣にもたらした死を前にして、良心の奥で不安を抱えるものだ」

オルテガは『狩猟の哲学』にそう書いていた。だが私は感じなかったようだ。命を奪った一発の直前にも、そのあとにも。土の上にじわじわと広がる血のしみにも、まだまったく嫌悪感を感じなかった。それはオルテガが堕落と呼んだしみだ。私はこの信じがたいドラマに興奮しきって夢中だった。このドラマでは、なぜか私がヒーローの役割を演じているのだ。

肉をつくる

だが高揚感は続かなかった。一時間もしないうちに、私の役割はヒーローから程遠いものになっていた。木の枝に吊したワイルドピッグの死体の腹にアンジェロが手を突っ込んで内臓を引き出す間、私は死体を後ろからしっかりと抱きかかえていなければならなかったのだ。手術器具を手渡し、患者をおさえる看護師役だ。死体は後ろ脚の両足首を縛って、オークの木の丈夫な枝から吊した。滑車装置と、アンジェロがワイルドピッグ用につくった、かぎの二つついたステンレス製の吊り金を使ったのだ。この装置についた秤によると、獲物の体重は私とまったく同じ、八六キロだった。

死体というのはとりわけ扱いにくいものだし、ここまで大きいものを扱うのは厄介でやりにくく、妙に緊密な作業だ。しばらく時間がかかったが、何とかこの死体を四輪バギーのボンネットに載せて、落とさないように坂道を登り、この木に吊すことができた。私はぎこちないさまで、何度もこの死体を抱きかかえるはめになった。四輪バギーから落ちそうになったときは全体重をかけておさえ、吊されたのをアンジェロが切るときは、揺れないようにおさえたりした。生ハムをつくろうという計画のため、解体作業はよけいにややこしくなった。腿《もも》を覆う皮を傷つけてはいけないから、後躯の皮をはぐ代わりに、毛をそらなければならなかったのだ。ゆっくりと丁寧に、泥でかたまった脚の表面をナイフの刃でそいで、剛毛をとり除いた。

次にアンジェロは、腹に横一文字に浅く切り込みを入れ、皮を丁寧にはがしはじめた。なめらかな白い脂肪層がなるべく残るように皮を薄くはぐ間、私ははがれた皮をおさえた。「これはサラミづくりに最高の脂肪なんだ」アンジェロは説明した。作業を進めるとともに皮はどんどんはがされ、肩のあたりまで垂れ下がるほど大きくなった。裏返しになった皮が頭のあたりまで届くと、脱ぎ捨てられたセーターのように見えた。狩猟者が獲物を解体することを英語で着せる(dress)というが、実際は脱がす作業なのだ。

皮を胸郭まではがすと、弾が見えた。あるいは弾の残骸といった方がいいかもしれない。いちばん下の肋骨のところのくぼみを破り、皮のすぐ下でおさまっている。「おみやげだ」アンジェロはそういって、ぐしゃっとつぶれた血だらけの金属片を歯を抜くように骨からとって渡してくれた。弾は原形をとどめていなかったから、直径はわからない。法医学の専門家なら――ケネディ暗殺の弾丸を検証したウォーレン委員会のことが頭に浮かんだ――それが本当に私のライフルの弾なのか、それとも第二の暗殺者がいたのか、はっきりとけりをつけてくれるだろう。

アンジェロは小さな葉巻をくわえて作業を進めた。葉巻の煙が死体にたかっていたハエやスズメバチを退ける。頭上高く、ヒメコンドルが旋回している。作業が終わるのをじっくりと待っているのだ。この地域の動物相が、私たちが捨てる部分を襲って食べつくす準備を整えている。この大量の脂肪とタンパク質を大地という織物に織りこんでいくために。アンジェロは小さいナイフで、腹に今度は縦に浅い切り込みを入れた。内臓を傷つけないようにゆっくりと。膀胱《ぼうこう》を傷つけると、肉に嫌なしみがつきとれなくなってしまうのだとアンジェロはいう。大腸に傷がつけば、腸内の細菌で肉が汚染される恐れがある。

アンジェロは作業をしながら話を続けていた。信じられないかもしれないが、食べ物の話を。内臓全体を覆う薄い膜を切っている間は、イタリアのアブルッツィ地方でつくられるベントリチーナについて教えてくれた。ベントリチーナは、この膜にワイルドピッグのとりわけ美味な部位の肉などを詰めて、吊してサラミのように処理するのだ。「膜が破れないようにするのがちょっと難しいんだけどね。いつかつくってあげるよ」

アンジェロがこの場でも食べ物について話していること自体、私には信じられなかった。死体の腹はすっかり切り開かれ、ぎらつく内臓が人体標本のような配置で並んでいる。心臓の頑強そうな筋肉の下には、青みを帯びた腸がとぐろを巻いている。心臓の上には血管の地図がリボンのように飾られ、後ろにぷよぷよとしたピンク色の肺が翼のように広がっている。その下は、なめらかなチョコレート色の分厚い肝臓だ。ジョエルの農場で鶏の内臓はたくさん扱ったが、これは鶏とは違うし、もっと気色が悪いものだ。それはたぶん、この獣の内臓の大きさや配置や色が、人間の内臓にそっくりだからだろう。そういえばそれだから、外科医は手術のスキルを磨くために豚を使うのだ。

アンジェロが内臓を引き出すとき、私は開口部が開いたままになるようおさえていた。アンジェロは肝臓を残したがっていたが、肝臓にはぎざぎざの傷が横に入っていた。弾が左上から右下に斜めに胸郭を突き抜け、肝葉を傷つけたらしい。だが、これなら大丈夫だとアンジェロはいって（「美味しいパテがつくれる」）、肝臓を切りとりジップロックのビニール袋に入れた。再び腹に手を入れてゆっくりと手前に引くと、残りの内臓がどさりと地面に落ちた。その山からはひどい悪臭が漂い、私は吐きそうになった。それはただの獣の糞尿の臭いではない。糞尿の臭いなどまだましな方で、それは死しかつくり出すことができないような、実に不快な古代からの臭いと混ざりあっていた。吐き気の波が胃にたまるのを感じた。私が解体に対してとろうとしていた冷静なさりげないアプローチは、ここで滅茶苦茶に崩れてしまった。この気持ち悪さは最低だ。

私はこの死体をしっかりと支え、開口部がきちんと開いているように後ろから抱えていたが、もうどうしても、この場を少し離れてこの臭いのしない空気を吸わなければと思った。そこでアンジェロに、作業中の彼の写真を撮りたいといった。別に撮りたかったわけではないのだが（実はその反対だ）、それをいま撮ることが、時間的にも、距離的にも、何より大切だと急に思ったのだ。私は顔の向きを変えて、きれいな空気を吸い込み、それからアンジェロのカメラを探すという、ありがたい用事へと急いだ。

この獣を料理して客に出し、食べようというのが私の計画だったので、現在の光景と臭いに激しい不快感を感じたのは、控えめにいっても心細いことだった。ワイルドピッグを殺した瞬間から、この計画はもはやただの物語用の自己満足ではなくなり、その倫理的義務の重さが不意に襲ってきたのを感じていたからだ。だがいま、この獣を食べる食卓につくことなど、私は想像もできなかった。パテに、生ハムに、ベントリチーナだって？　この肉をひと口食べようとフォークを突き刺す自分を想像しただけで、その場で反吐《へど》を戻すことができた。この気分をどうやって乗り越えられるのだろう。この発作的な不快感の正体は、一体何だろう。

嫌悪感というのは、雑食動物のジレンマをくぐり抜けられるように人間が進化して身につけた道具のひとつだと、私は理解をしている。それは腐った肉や糞など、摂取するべきでないものに対して警告を発してくれる。私がこの内臓の山を見ていたときには、そのような自己保身的な反射も入っていたのだろう。内臓には、私を病気にするものも含まれていたに違いないからだ。私が鼻腔に感じた臭いは、この獣の腸の中身だろう。消化や分解のいろいろな段階にあるそれは、裂けた腸からはみ出て地面に広がっていた。これがおそらくスティーブン・ピンカーのいう「嫌悪感は直感的な微生物学」なのだ。

だが、それだけではないはずだ。そしてあとで、嫌悪感についてのロジンの論文を読み返したところ、私の感じた不快感のほかの原因が何だったのかわかった。ロジンが書いたように、どのような文化でも人が嫌悪感を感じるのは、体液や分泌液、腐りかけた肉や死体など、動物由来のものだ。これは肉食をとりわけ厄介にする。様々な文化で、ほかの食べ物に比べて肉に関するルールやタブーが多いのは、これが理由かもしれない。それは、食べられる動物の種類だけでなく、動物のどの部分なら食べてもいいのか、どのように処理するべきかを決めるルールだ。

動物の特定の体の部分や体がつくったものに人間が嫌悪を感じるのは、それを避けるべき衛生的な理由だけでなく、人間の獣性という現実を突きつけられるからだ、とロジンは書いている。人間の試みの多くは、自分を獣と区別しようとすることにあり、自分自身も獣であることを思い出させるものを熱心に避けたがる。私たちも、排尿・排便し、交尾し、出血し、死んで悪臭を放ち、最後は分解される動物なのだ。ロジンは、ピューリタンのコットン・マザー牧師の、ある日記について触れている。牧師は、犬の横で排尿をした自分に強い嫌悪を感じたと日記で告白し、その嫌悪感に対して自己超越という解決策をとった。「私はそれでも、もっと高尚な生き物である。自然の欲求が私を獣の状態におとしめるそのときも、私の魂は高みにのぼる（そのとき実際私はそういったのだ）」

なぜそこまでして獣性から逃れたいと思うのかは大きな疑問だが、人間の持つ死への恐怖も確かに理由のひとつだろう。私たちはよく動物が死ぬ場面を目にするし、動物は私たちの手で死ぬことが多い。動物は死に対して抵抗するが、死という概念を持たないので、人間ほど死について考えることはしない。そして私たちが主に考えるのは、自分の死も、この動物の死に似ているのだろうかということだ。人間の死は、動物の死とは違うのだという考え——あるいは希望——は、私たちにとってかけがえがないが、証明はできない。私たちが動物の目を見るときにいつも考えるのは、その問いなのではないか。

私がこの獣を見つけた瞬間から、見るものを当惑させるまつげの下で目をかたく閉じたこの獣の頭をアンジェロが切り落とした瞬間まで、そしてその間に起きたすべてが、私にこれらの問いを突きつけていた。この獣の内臓を抜きとることに最も嫌悪を感じたのは、そのプロセスがあらゆる意味で汚らしかったからだ。私の手によって、この生き物の死を見て、臭いを嗅ぎ、手を触れ、それを味わいさえすることが。私と変わらない大きさのこの生き物は、少なくとも中身は私と同じ器官を持っており、その様子もおそらく私の体の中身にそっくりなのだ。このような邂逅《かいこう》は、人間は魂があるが、動物にはないというはっきりとした宗教的な確信を持たない私のような人間にとっては、特に不安をかき立てる。ここで私に見える人間と動物の間の境界線は、宗教が引く明確な線とは程遠い。カニバリズムは最も深い嫌悪感を起こすものだ。私の経験はカニバリズムでこそないが、それと同じような気分になるのもやむを得ないだろう。

これが、狩猟の明らかな長所のひとつだと私は思うのだ。狩猟は、人間と動物が何ものであるのか大きな問いを提示し、人間と動物の死の本質を狩猟者に突きつける。動物の目から視線をそらす狩猟者もいるが、それは難しいことに違いない。オルテガが『狩猟の哲学』で書いているように、狩猟は、死と動物の絡みあった、簡単な答えや解決策のない神秘に私たちを投げ込む。それが狩猟者の不安の源泉なのだと、オルテガはいう。「狩猟者は、その行為が正しいかどうか、決定的で堅固な確信を持たない。だが理解しなければならないのは、狩猟者はその逆についての確信もないということだ」

アンビヴァレンスと曖昧さは狩猟者の宿命であり、オルテガによれば、それはずっとそうだったのだという。動物のはかりがたさ——動物が私たちに似ていると同時に似ていないこと——は、人間の生活のなかで大きな謎のひとつとなってきたのだと、先のジョン・バーガーと同じように、オルテガも考えている。「人間は、自らを獣性から生まれたものだと見る一方で、獣性を超えたとは確信できない。動物は人間に近すぎるから、神秘的なコミュニケーションを感じざるを得ないのだ」

動物に対して最もはっきりとした考えを持ち、それ故に殺すことにほとんど悩みを感じなかった近代人は、デカルト派だ。彼らは、動物は実際無機質で、感覚のない機械だと考えた。私たちにとって残念なのは、デカルト派は間違っていたということだ。

それだから私たちは森のなかで、不安と嫌悪感と、そして嫌悪感の親密な仲間である恥を抱える。私は前に、撃ったあとはまったく恥は感じなかったと書いたが、そのあと結局、まるでずっしりとした何かをいきなり抱えたように、気づくことになった。それはその日家に戻ってから夜遅くに、「名狩猟者を見よ」という件名の、アンジェロからの添付画像付きeメールを見つけたときのことだ。獲物はアンジェロの大型冷蔵庫に吊してきたので、家には持って帰っていなかった。だから私は、仕留めた獲物を家族に見せようと、いそいそと添付画像を開いた。

ところがコンピュータの画面に現れたその写真を見て、私は体に思わぬ一撃を受けたようなショックを受けた。オレンジ色のセーターを着た狩猟者が、頭から血を噴き出した獣の後ろにひざまずき、獣の血は下の方に三角州のような血だまりをつくっている。狩猟者のライフルはきちんとある角度で胸のところにおさめられている。明らかに彼は、戦利品的記念写真の陳腐なしきたりに従っているようだ。そしていかにも自分のものだといいたげに、死んだ獣の大きな脇腹に手を置いている。男はそれ以上できないぐらい誇らしげな表情をカメラに向け、破顔一笑という感じのにたにた笑いを見せている。もし血だらけの獣の死体がこの構図から切りとられていたら、好感も与えられるような笑顔だったかもしれない。だが血だらけの死体は確かに構図の前面にあり、それがその笑顔を、淫らとしか表現しようのないものにしていた。私はまるで、見知らぬ人のポルノ写真を見たような気分になり、急いで画像の隅にマウスを動かしてクリックし、写真を閉じた。こんなもの、誰にも見せられるわけがない。

私は一体何を考えていたのか。あの写真に写っていた男は、どういう精神状態だったのか。何がそんなに嬉しくてにたにた笑っていたのかどうしても解せないし、いまでは遠く異質のものにしか思えなかった。何も知らなかったら、写真の男は酔っぱらいだと私は思ったことだろう。ある意味で、私はディオニュソス的陶酔の混乱にまみれ、確かに酔っぱらっていたのだ。それは成功した狩猟者を襲う、オルテガのいうところの血への渇きだ。私は一体、何をそんなに誇らしげにしていたのか。銃で動物を撃った。ただそれだけのことじゃないか。

その午後、セブン‐イレブンの鏡で見たように、アンジェロが送ってくれた画像は、狩猟と狩猟者が外から冷酷な視線にさらされることを教えてくれた。それは少なくとも二一世紀の現在においては逆らえない視線だ。だが、その視線がこの出来事の真実を伝えていると私はまだ思わない。この写真は、現代の生活の境界を簡単に超えられないような経験の奥深くから、不意を襲う使者なのだ。アンジェロが送ってくれた画像は何枚もあり、結局私は全部見たのだが、ある意味でそれはどれも、死んだ敵の死体にまたがって笑顔で写る兵士の戦勝記念の写真にも似ていた。受けとった母親や妻がショックを受けるような写真だ。彼らは敵を殺すことを命令されたのだから、誇りを持って当然だ。だが私たちは、その写真を見なければならないのだろうか。

写真をもう一度見て、なぜ私がこれほど恥ずかしく思ったのか考えた。それは、写真に記録された殺しという事実にではなく、自分がしたことに明らかな喜びを感じている、そのことに対する恥なのだ。これが、ほとんどの人が狩猟について最も不愉快だと考え、ある人たちは嫌悪を感じる点だ。つまり、ただ動物を殺すだけでなく、その行為にある喜びを感じることを奨励し、許容するという。一方、その他の多くの人は、毎年何千万という数の動物を殺すことを支持こそしていないが、工業的畜産によって、見えないところで感情の介入なしに行われる機械的な殺戮《さつりく》の方が気が楽だというのだ。

狩猟者の喜びは、もっと寛大な考え方でとらえることもできるかもしれない。それは、ある生き物がその本質によって優れたスキルを持ち、それを使って成し遂げたことへの喜びなのかもしれない。その行動は、生き物としての特質の悪用ではなく充足なのだ。では獣はどうだろう。獣も、生き物としての特質に沿った形で、その野生の本質を充足する機会を得て、生きて、おそらく死んでいったのだ。その死は、標準的な獣の死に比べれば、ましなものだった。けれどもいまの時点で本当にそういえるのだろうか。仮に私がこの肉を食べられなかったら。狩猟の戯曲は、獣が食卓の上に到着しなければ終わらないのだ。

「ある生き物がほかの生き物の死を嘆くことは、太陽の下では新しい現象だ」自身も深い葛藤を抱えた狩猟者であったアルド・レオポルドはそう書いている。この嘆きは好ましいことだとレオポルドはいうが、それがどれほど新しく、通常の自然の秩序から大きく離れた概念なのか、認識するべきだろう。私たちの何人かが感じる狩猟についての恥は、獣性を超越できない不完全性という人間の根源を思い出させる、ほかのすべての物事について感じる恥と同じなのだ。

どちらの視線が、私の狩猟者としての正体なのだろうか。写真を見たときの恥辱感か、写真に写ったあの男が見せていた喜びなのか。外からの視線か、内からの視線か。倫理学者なら、コットン・マザー牧師と同じく、より完全な超越への高貴な探索を行って、きっぱりとその問いに答えを出すだろう。狩猟者なら――少なくとも成熟した、不安を抱える狩猟者なら――真実が両方にあることがわかるだろう。だからこそ、その喜びには恥辱感が混ざり、食欲には嫌悪感の影がつきまとうのだ。

狩猟をしたことに対して完全に割り切れた気分になれないという事実こそ、狩猟の良い点なのかもしれない。狩猟が終わって自分の無実を主張しようとするものはまずいないだろう。私が狩猟と肉食から何かを学んだのだとしたら、それは、倫理学者が考えるよりもっと汚らしいものだということだ。ワイルドピッグを殺して、あの写真に写った自分の姿を見て、その獣を食べるのを楽しみにしている（というのがふさわしい表現なら）いま、豆腐しか食べない潔白性を持つ、菜食主義者の倫理的明快さをうらやましく思う自分もいることを認めなければならない。

しかし一方で、そんな菜食主義者を哀れむ自分もいる。清浄な潔白さという幻想は、つねづね現実を拒否することで成り立っている。そしてそれ自体がひとつの傲慢さの形なのだ。現実をしっかりと見つめないこと、あるいは人間の力そのものがどうにかしてそれを克服できると信じることは、不道徳だとオルテガは指摘している。「物事がどうあるべきか執着する態度は、それが現実について考慮しつくされた結果であるときにのみ、初めて尊敬に値する」

現実――それが、ワイルドピッグとそれでつくる食事と同時に、私が手に入れようとしたものだったのだ。狩猟から帰ってきてそれが何であるのか、私は少しわかったのだ。現実は、何かの答えではない。何をしろとか、どう考えろとかを教えてくれるものではない。けれども、その現実を考えることは、ある方向を私たちに示してくれる。それは、私たちがたどってきた道なのだ。人間が、手にかける獣を見つめ、その獣に畏敬の念を抱き、常に感謝の気持ちを持って口にしていた、あの場所と、あの時間だ。

アンジェロのeメールには、もうひとつ画像が添付されていたが、じっくり見たのはもう少しあとのことだった。それは、例の写真のように衝撃的ではなかったからだろう。その写真は、アンジェロが内臓を引き出す作業をしているときに気分が悪くなった私が、その場から離れて撮ったものだ。木から吊されたワイルドピッグを撮った何ということもない写真だが、ある程度の距離から撮ったので、フレーム内には、獣の死体と捕殺者とオークの木の背景に、太陽が輝く空と獣に耕された大地と、その大地がゆるやかに傾斜して下の小川につながっているのが見える。ぶんぶんとうなるスズメバチや、頭上をゆっくりと旋回するヒメコンドルや、土の上に散らばったドングリは写真には写っていない。

だがこの一枚の写真で、この食物連鎖全体を見ることができるのだ。私たちが肉として食べようとしている獣をつくったエネルギーと物質の一巡が。そこには太陽に照らされたオークの木がある。太陽の光は土に落ちたドングリをつくり、ドングリはワイルドピッグに食べられ、ワイルドピッグは写真に写った人間に食べられる。この人間は、この食物連鎖をつくるために何の手も貸していない。捕食動物としてずっと昔に用意された役割を果たしただけだ。人間がここに残す、被食動物の体の部分は、清掃動物がやがて大地に戻し、オークの木を育くむ。そしてオークは、また別のワイルドピッグを育くむ。太陽、土、木、獣、人間――一〇〇万年もの間、地球上の生命を維持してきた食物連鎖のひとつが、この一枚の写真におさまっているのだ。きれいにまとまった、最も美しい現実の例として。

第19章　採　集——キノコ

娯楽や趣味には、生き物としての基本的なニーズ——食、住、そして衣でさえも——を提供するものが多いのは、考えてみれば面白いことではないか。ある人は編み物をし、ある人は日曜大工で物をつくり、木を切る。わざわざガーデニングや狩猟、釣りや採集などの労働をして、食べ物を集める人も多い。個人でこういった作業をするのに比べると、複雑な分業に基づいた経済では、同じ作業をするのにわずかの時間やコストしかかからない。けれども、まだ自給自足ができることを再確認したいと、私たちの何かが求めている。そう、万が一のときのために。世界を覆う複雑な経済という幕の後ろにいまは隠されているその基本的なプロセスが、まだ機能するかどうか確かめたいのだ。それは現在は自己満足の域を出ないかもしれないが、それでも私たちは自分が独立独歩だと思いたいのだ。それを実際にするのが週末の数時間しかなくても、あるいは自分で育てたおかげで、店で買うより二倍のコストがかかったとしても。

独立独歩ごっこは、人によって違う形態をとる。ある人がどんな先祖返りの形を選んだかを見れば、その人についてよく知ることができる。根気よく一人でじっくりと行う釣り。厳密な数学的シンタックスの日曜大工。感情のドラマである狩猟。あるいは、大体が庭の動植物と滑稽な会話を繰り広げることになるガーデニング。私たちの多くは、仮にタイムマシンから更新世か新石器時代に落とされたら、自分がどのような作業をすることになるか、大体自覚を持っているといえる。

狩猟採集の冒険をするまで、私は自分が新石器時代的な人間だと思っていた。野菜を育てることは、一〇歳のときからの私の原始的な趣味だったのだ。幼い頃に住んでいた郊外の家の庭に農場と直売所をつくり、お得意さんは大体いつも母だった。植物が芽を出し、花を咲かせ、実を結ぶことの神秘に、私は夢中になった。ただの土に何かを植えて作業してみると、数カ月で美味しくて価値のあるものが収穫できるというのは、自然の不朽の驚異だった。いまでも私はそう思っている。

ガーデニングは、いくつかの前提に身を浸して自然に触れる方法だ。ガーデニング愛好家は、その前提に気づいていたとしても、おぼろげにしかわかっていない。たとえば栽培化された種《しゅ》だけを育てることは、自然とは人間の要求に答えてくれる（美観や味の面で）ある程度親切な場所だという見方をすることになる。そして当然、庭で育つものは自分の所有物として見ることになる。それは多かれ少なかれ、自分の土地で行った労働の産物だからだ。一方、招かざる客である扱いにくい野生のものは病虫害、つまりその他のものとみなす。ガーデニング愛好家はいわば慢性の二元論者で、世界をはっきりとしたカテゴリーに分類する。耕作された土地対野生の土地。

栽培種対野生種。私のもの対彼らのもの。家対外。農家と同じように、ガーデニング愛好家も、明確に識別できるわかりやすい世界に住んでいる。

キノコ狩りをしてみるまで、私はこのような見方でガーデニングの世界観を考えたことはなかった。キノコ狩りは、まったく別の形で自然に身を置くことを意味する。それは自然のなかで食べ物を探すという、外面的には収穫に似た作業だが、やってみればすぐに、収穫とはどれほどかけ離れた活動なのかわかるだろう。まずキノコ狩りはふつう、見知らぬ土地で行うから、迷子になる可能性もある。いつもずっと足もとの地面を見つめてキノコを探すからなおさらだ。庭では迷子になることはない（だからこそガーデニング愛好家は、その経験を模倣するために庭園迷路をつくるのだ）。

さらに庭では、緑一色のなかで食べどきのトマトが真っ赤な色で合図してくれるが、キノコは断固として身を隠している。間違ったキノコをとって食べれば命を落とすはめにもなるが、庭でとれたものでは簡単には死なない。キノコは人間のニーズや欲求を満足させるだけでなく、あらゆる意味で野生のものだとすぐにわかるだろう。キノコは人間とはまったく違う目的を持った存在で、だからこそキノコ好きは、キノコを収穫する代わりに狩ると呼ぶのを好むのだ。

五房のアンズタケ

一月も終わりのある日曜日の朝、アンジェロから電話があった。

「アンズタケが出たよ」そう告げる声。

「どうやってわかったんだい？　探しに行ってみたのかい」

「いや、まだだ。でも、あの大雨から三週間たっただろう」

クリスマスと新年の間、このあたりは豪雨に見舞われたのだ。

「絶対に出てるはずだよ。明日行ってみよう」

このとき私は、まだアンジェロと知り合ったばかりだった（ワイルドピッグの狩猟に行く前のことだ）。それだからこそ、キノコ狩りに誘ってくれたことは、彼がどれぐらい寛大かを示している。キノコ狩りをする者が、自分の穴場を人に教えないのは有名な話だ。アンズタケの穴場は大切な財産なのだ（ポルチーニの穴場ほどではないが）。アンジェロが声をかけてくれる前に、私はキノコ狩り好きの知り合い何人もに、同行していいか訊いてみた（サンフランシスコ・ベイエリアは、そういう人が多い。それはこの地域で二大人気を誇るグルメとアウトドアという趣味とうまく結びつくからだろう）。

私はいつも、穴場の秘密は絶対に守るからと厳粛に誓ったが、それがとんでもなくぶしつけな頼みだと考える人もいることがすぐにわかった。今日の午後だけでいいから、ちょっとクレジットカードを貸してくれというのと同じように。ほかの人からはもう少し冷静な、けれど抜け目のない反応が帰ってきた。アンジェロの友人ジャンピエールは、ここバークレー市内に良い穴場を持っていることで知られていたが、私の哀願に対して、何かしら当たり障りのない言い訳を見つけては予定を先延ばしにした。ほかの何人かは、同じジョークを返してきた。「もちろん、一緒に来たっていいよ。でもいっておくけど、そのあとすぐ、口封じに君を消さなきゃならない」
こんな冗談半分の警告のあとには（私はいつも、行き帰りには目隠しするからとかわしてみたのだが）、条件付きで招待してくれるのかと思うのだが、結局誰も誘ってくれない。はっきりノーといわず上手に断るか、話題を変えてしまうのだ。きっと問題は私がジャーナリストだということにあるのだ、穴場を公表してしまうような馬鹿をすると思われているのかもしれない。そう思った私は、ジャーナリストは、秘密の情報源から得た秘密事項を公表すれば、すぐに刑務所送りになるといってみたのだが、事態はまったく変わらなかった。これは絶望的だと私は思いはじめていた。本を読んでキノコ狩りを学ばなければならないことになりそうだが、それは心もとないし、危険な計画であることはいうまでもない。そんなときに、アンジェロから電話があったのだ。

まあ、アンジェロの厚意をあまり誇張するべきではないかもしれない。アンジェロが連れて行ってくれた場所は、彼の古くからの友人が所有する私有地だったので、何も家宝を手渡してくれたというわけではないからだ。それはグレンエレン郊外のブドウ園で、何十ヘクタールものオークの低木林（チャパラル）がほったらかしにされ、北東はセントヘレンズ山まで続いている。手入れされたブドウ園から出るとすぐに、ゆるやかな起伏のある草原が広がる。なだらかな傾斜面には、冬の雨期で緑したたるような草地が広がるなか、日陰をつくるオークと月桂樹の木立がアクセントをつけている。

アンズタケは菌根菌で、植物の根と共生する。その植物とはオークの木で、しかも樹齢を重ねたものだ。ここには確かに古そうなオークが何百本もあるが、何年もアンズタケ狩りをしてきたアンジェロは、どの木も親友のようによく知っている。「あれはよくキノコが出る木だ」アンジェロは草原の向こうにある何の変哲もない木を叉に分かれた杖で指していった。「だけどその横の木では、ひとつも見たことがないね」

私も自分用の杖をオークの枝でつくり、よくキノコが出るとアンジェロがいった木の方に向かった。落ち葉が少し盛り上がっているように見えるところは、杖で落ち葉をどけてみるようにとアンジェロは教えてくれた。杖はキノコの胞子を木から木へと運ぶ役割もするのだという。どうやら彼は、自分をアンズタケの遺伝子を木から違う木へ運ぶマルハナバチのようだと考えているようだ（ふつうキノコ狩りをする人は、自然における自分の役割を親切なものだと考える）。

あちこちの落ち葉を杖でひっくり返しながら木陰をかがんで何分か歩いてみたが、何も見つからない。とうとうアンジェロがやって来て、私が立っていたところから一メートルもしない場所を指してくれた。目をこらしてじっくり見てみたが、茶色の落ち葉やからまった枝のごちゃごちゃした風景以外、何も見えない。ところが、ひざまずいたアンジェロが葉と土をはらうと、明るいカボチャ色の、ラッパの形をしたこぶし大の何かが姿を現した。アンジェロは根のところをナイフで切り、私にくれた。手にとったキノコは予想外に重く、ひんやりとしていた。

アンジェロは一体どうやって見つけたのだろう。そのキノコは、落ち葉の上に頭を覗かせてすらいなかった。どうやら、落ち葉をよくよく見て、地下からの水圧的な上昇の微妙な兆候を見分け、地面を横から見なければならないらしい。それは、かさが落ち葉から顔を出す前に、ふっくらした金色の柄が姿を見せることが多いからだ。だがアンジェロがまた同じ木の下の別の場所を指したとき、明らかに彼には見えていたほかのキノコも、私にはまったく見えなかった。杖の先で葉を押しやってから初めて、その金色の宝物がきらりと光るのが見えた。アンジェロは、きっと視覚以外の何かを使っているのだと私は確信した。見つける前に、きっと香りを感じているのだと。

だが、それがキノコ狩りの特徴なのだ。目を慣らすこと、そうキノコ狩りをする人がいうように。しばらくアンジェロについてまわると、私も少しずつ目が慣れはじめた。はじめは奇妙なことに、アンジェロが同じオークの木を見ているときだけに見つけられることができた。ほかのキノコ狩りの新人も同じ現象を経験したといっている。それはおそらく、あの計算ができる馬のトリックに似ているのだろう。馬は実際に計算をしていたのではなく、飼い主の微妙な動きを見て蹄《ひづめ》を鳴らしたのだ。アンジェロがたたずむたび、その視線がある特有の熱心さを持って土をかきわけるように動くたびに、私もその先を見てみると、見つけられることがあった。私も計算ができる馬と同じように、ほかの人の目を使ってアンズタケを見つけていたのだ。

けれども昼前には一人でもアンズタケを見つけられるようになった。目が慣れるということがどういうことなのかわかってくると、アンズタケが風景から飛び出て見えるようになったのだ。まずひとつ、そしてまたひとつというように。それはまるで、こっちにおいでとアンズタケが合図しているようだった。

よほど良い穴場に出会ったのか、あるいはやっと見つけ方を覚えたのか。生まれか、環境か。

どちらなのか知る方法はなかったが、たとえば一瞬前には茶色い落ち葉以外、確かにまったく何もなかったはずの場所をあらためて見たところ、黄身が二つ入った卵のように明るい色をした、シャムの双生児のようなアンズタケを見つけるという不気味な経験をした。アンズタケがそのとき急に出てきたのか、それとも視覚的な認知力が私たちが考えているよりずっと変わりやすく心理的なものなのかは、わからない。けれどもそれは、確かに期待感に左右されるもので、良い場所にいると信じたときは、確かに見つけやすかった。「見るほど確かなことはない」ということわざがあるが、キノコ狩りに関しては、「信じるほど確かなことはない」のだ。キノコを見つける私の能力は、窓というよりは、組み立てられて使いこなされる道具のように働いた。

いくつか良さそうなアンズタケを見つけたあと、私は少しだけ自信をつけた。それは結局、根拠のない自信だと判明したのだが。微々たる実績に基づいて、私はにわか仕立ての穴場論をたててみたのだ。それは土に特定の弾みがあること、そして木からある特定の距離があることだったが、この説は長続きしなかった。幸運は少しの間だけ続いたが、また何も見えなくなり、そのあとその日はとうとうひとつも見つけることができなかった。とりつくしたのだといいたいところだが、アンジェロは私が見つくしたはずの場所でもまだ見つけていた。全体的に量はそれほど多くなく、アンジェロによれば、来るのが数日早かったらしいが、買い物袋がいっぱいになるほどはとれた。私は全部で五房見つけた。大したことがないように聞こえるかもしれないが、そのうちいくつかは一房五〇〇グラム近くもある。どれも素晴らしく美味しそうで、食べるのが待ちきれなかった。

そしてその晩早速、泥を払って水気を軽くふきとり、クリーム色のスライスにした。ほのかにアンズの香りがするこのキノコは、前に家の近くで見つけて、怖くて味見することができなかったあのキノコと同じだと、すぐにわかった。カボチャのような色合いも、ひだというよりは畝《うね》のような浅いひだがあるところも、柔らかな盃形のかさへつながっている柄も。それはでっぷりとした金色の花瓶のようだ。私はアンジェロが薦めてくれた通り、キノコをソテーした。まず水気をとるためにそのままフライパンで少し炒めたところ、かなりの水が出た。それからバターとエシャロットを入れてさらに炒めた。それはともすればほかの食材に隠れて見過ごされてしまうような繊細な美味しさだった。デリケートで、どこか胡椒《こしょう》の香りもするフルーティーな味で、食感は歯ごたえがありながらもなめらかだ。

このキノコは毒キノコかどうか心配しなかったのか、と思う人もいるだろう。これが本当にアンズタケかどうか、疑いはなかったのか。本当にこのキノコは食べられるのか。アンジェロが毒キノコと間違えたのではないか。当然の疑問だが、奇妙なことにキノコ恐怖症の私にも、それはもう問題ではなかった。最初のひと口を食べる直前は、ちらと頭をかすめたかもしれない疑念もすぐに消えた。私はアンジェロを絶対的に信頼していたし、このアンズタケは香りも味も確かだったからだ。

夕食の話題は、毒キノコにまつわる笑い話だった。それは、妻のジュディスがコネティカットで友人のクリストファーとサイクリング中、大量のアミガサタケが群生しているのを見つけたときのエピソードだ。大きなゴミ袋に半分も持って帰って来たから、素晴らしい収穫だったが、私はそれが図鑑が注意するところの偽アミガサタケではないという確証が得られるまで、どうしても食べられなかった。どうやって確かめよう。本は、あるいは少なくとも本を読む私の理解力は、信用できなかった。そこでこのジレンマを解決するには、やや冷酷だが当然といえば当然の方法があった。私はジュディスに、このキノコは冷蔵庫に一晩しまっておいて、翌朝クリストファーに電話してみようじゃないかといった。生きて電話に出られたら、前の晩に食べたアミガサタケのことをきっと話してくれるから、そうすればうちのキノコも安全だとわかる。彼には実験台になってもらったことを話す必要はない。

これも雑食動物のジレンマのひとつの解決法だろう。野生のキノコは、おおむねこのジレンマを浮き彫りにする。それは、食の最大の報酬とリスクに同時に直面することになるからだ。キノコを食べることは、おそらく雑食動物のジレンマの最も強いケースを提示する。だからこそ、人は野生のキノコについて強い意見を——反対であれ賛成であれ——持つのだろう。菌学者が好んで指摘するように、ほとんどの人は、あるいは文化すべては、キノコ好きとキノコ恐怖症に分けられる。イギリス系のアメリカ人が後者であるのは有名だし、ヨーロッパ人とロシア人は熱烈なキノコ好きだ、とキノコ狩りをする人はいう。けれども、私たちの大半は、いろいろな割合で両方を持ち合わせているのではないか。野生のキノコに対しては、雑食動物の基本的な緊張の高まりをもってアプローチする。そして食べようという冒険心と、自分を守ろうという恐怖感、つまり新しい食べ物に対する好奇心と恐怖心、新奇性嗜好と恐怖とのバランスをとるのだ。

キノコの例でわかるように、雑食動物のジレンマは要するに、いま口に入れようとしているものは何かという、識別の問題であることが多い。アンジェロが最初のアンズタケをくれてから、どれがアンズタケでどれが違うのかということは、まるで日の光のようにはっきりした。今度アンズタケを見たときは、どこでも見分けられるだろうし、まったく躊躇《ちゅうちょ》なく食べられるだろう。近所で例のアンズタケを見つけたときのことを考えてみると、それは不思議だった。信頼性の高い菌学者が記した権威ある図鑑では、合理的疑いの余地なく信じることができなかった私が、まったく菌学の勉強などしたことのないシチリア男の勧めに自分の命を預けようとしているのだから。それはなぜだろう。

新しい食べ物を食べるかどうか決めるとき、雑食動物の人間は、同じ食べ物を過去に食べて無事生き残った人の意見を喜んで聞く。これは、ネズミと比べて人間が優位な点だ。ネズミは新しい食べ物を試してみた結果をほかのネズミと共有する方法を持っていない。一方、人間の場合、安全な食べ物や調理法などについて地域共同体と文化が教えてくれ、雑食動物のジレンマをうまく調停してくれる。これを毎回一人で決めなければならない状況を想像してみてほしい。キノコに手を出すのは最も勇敢な人か、あるいは最も頭の足りない人に限られることだろう。このような社会契約は、この雑食動物全般にとって、とりわけキノコを食べる人にとって、偉大なメリットなのだ。

図鑑には文化に蓄積されたキノコについての知恵がおさめられている。だが不思議なことに、この生死にかかわる情報を伝えて吸収するプロセスは、文章であれ写真であれ、紙の上ではなく直接人から教わった方がうまく機能するのだ。アンドリュー・ワイルは、この現象をキノコについての優れた随筆集 *The Marriage of the Sun and Moon*（太陽と月の結婚）に書いている。「人がキノコについて学ぶ方法はひとつしかない。そのキノコについて知っている人から教えてもらうことだ。本や写真や文章での説明では非常に難しい」

本が役に立たないのは、これは食べても大丈夫だが、あれはだめだという知識の交換が、あまりにも根源的で原始的でさえあるため、私たちは本能的にいちばん古い方法しか信用したくないからではないか。それはあからさまにいってしまえば、生き残ったものの直接的で個人的な証言なのだ。食べても平気なこれという、このささやかな代名詞が指す細かい無数の性質は、言葉や写真では結局完全には伝わらないのだ。

植物やキノコを自信を持って見分ける能力は、要するに私たちが生き残るための最も重要な道具だが、紙の上に印刷できる範疇《はんちゅう》を超えた、あまりにも感覚的な情報なのだ。それは本当の意味での体で覚える知識であり、距離を置いて簡単に縮められたり伝えられたりするものではない。けれどもいま、とれたてのアンズタケを手に持ち、そのアンズのような香りを嗅いだ私は、その独特の重さと冷たい湿り気具合の質感そのものを記憶し（意識下でほかにも様々な性質を吸収したのだろう）、今度は一瞬のためらいもなく見分けられるだろう。少なくともアンズタケという種のキノコについては、私のキノコ恐怖症的本能は姿を消し、キノコを堪能させてくれたのだ。そのようなしっかりした知識を得られるのは、日常的に起きることではない。

キノコは謎に満ちている

そして次の週、私はこの知識を利用した。近所の例のオークの木まで行き、木陰にゴールドラッシュのごとく生えるアンズタケを見つけたのだ。手で持ちきれないほど大量にとれたが、私は袋を持っていなかったので、Tシャツをまくってかごのようにして、泥のこびりついたアンズタケを入れた。通りがかる人が私を見ていたのは、きっとうらやましかったからだろう。このときは嬉しくて頭に血がのぼっていたので、勘違いだったかもしれないが。こうして私もジャンピエールのように、自分の住む街に自分だけの穴場を見つけたのだ（どうか場所は訊かないでほしい。あなたの口封じはしたくないので）。

冬の雨期が終わって四月になると、その年のアンズタケの季節はおしまいだ。五月にアミガサタケが出るまで、とりたてて特別なキノコは出てこない。私はこの時間を使って、たまった質問の答えを求めてキノコについてさらに本で調べ、菌学者と話した。キノコは大いに神秘的な生命体なのだと私は考えはじめていた。キノコは何から、いつ、どこでつくられるのか。なぜアンズタケはオークに、アミガサタケは松の木の近くに見つかるのか。なぜある特定の木の下以外には生えないのか。寿命はどれぐらいなのか。なぜ強力な幻覚剤や様々な美味しい風味だけでなく、致死的な毒素をつくるのか。私はこの植物に似たものにガーデニング愛好家としての見方を使ってみた。けれども、もちろんキノコは植物ではないので、植物に関する知識は菌類を理解するには無力も同然だ。菌類は、植物より動物に近いものなのだ。

私の質問に対するほとんどの答えは、結局はっきりしないものだった。実際、地球上の第三の生命の王国について、人間がどれほど無知であるかを知り、私は謙虚な気持ちになった。私が読んだ本は、自らの無知を認める告白であふれていた。「この理由は知られておらず」「キノコの性の数はまだわかっていない」「この現象がなぜ起きるのか、厳密な仕組みは現時点ではわかっていない」「当時、この鮮やかな幻覚を起こすのがどのような基本的な化学的仕組みなのかは不明とされ、それは現在でも解明されていない」「アミガサタケが腐生菌なのか、菌根菌なのかは確定されていない。あるいはそれは、両方なのかもしれないし、取替え子（チェンジリング）なのかもしれない」などの表現が果てしなく続く。

ドアストッパーになるほど分厚い本 *Mushrooms Demystified*（キノコの神秘を解く）は、アメリカ西海岸のキノコ狩りのバイブルだ。その著者である著名な菌学者デビッド・アローラを訪ねたとき、菌学分野において最も大きな未解決の問題は何か訊いてみた。アローラは、二つあると即答してくれた。「なぜこの場所には生えて、あの場所には生えないのか。なぜいま生えて、違うときには生えないのか」

つまりキノコについて最も基本的なことは、まだわかっていないのだ。

問題のひとつは、菌類の観察が大変難しいことにある。私たちがキノコと呼ぶものは、その大半は地下にある、もっと大きくて実質的には見えない有機体のごく一部にすぎないのだ。キノコは地下の微細な菌糸のネットワークの子実体だ。菌糸は、想像を絶する長さの根のような細胞で、地中をニューロンのように伸び、ケーブルのような束になって菌糸体（これも微細だ）という網をつくる。菌学者は、植物にするように菌類を掘り出して構造を研究してみることはできない。菌糸体は微細すぎて壊れやすく、採集が難しいからだ。

菌類の構造の一部にすぎないキノコ自体も見つけにくいが――それでも菌類の構造のなかでは最も見やすく形がはっきりしている――全体の有機体を見ることはおそらく不可能なのだ。菌類は、植物のような整然として目に見える、種、生長、花、実、そして再び種に戻るという、まるで年表のような、簡単に理解できるシンタックスを持ち合わせていない。菌類には確かに特有のシンタックスがあるが、そのすべての規則――特にキノコをつくる規則――を人間は把握していない。キノコができるのに三年かかるものもあれば三〇年かかるものもある。だが、その年数を決めるのは何か、わかっていないのだ。以上から、キノコは自生的で、どこからともなく、理由もなく出てきたように見える。

葉緑素のない菌類は、太陽から食物エネルギーをつくる植物とは違い、動物と同じように、植物や、植物を食べる動物がつくった有機物を食べる。食用菌類の大半は、二つのいずれかの方法でエネルギーを取得する。ひとつは死んだ植物を分解する腐生であり、もうひとつは生きた植物の根と共生する菌根共生である。

腐生菌は、適切な有機物遺体（木、堆肥《たいひ》、穀物など）に胞子を植えつけて栽培できる。マッシュルーム、椎茸《しいたけ》、クリミーニ、ポータベロ、ヒラタケなどはその例だ。一方、高級食材のキノコは栽培が不可能か、ほとんど不可能なものが多い。それは、樹齢を重ねた生木がなければ育たないためであり、キノコができるまで数十年かかることもあるからだ。菌類の菌糸体は事実上永遠に、ときには数百年かけて生長し続けることができるが、必ずしもキノコをつくるわけではない。最近ミシガン州で発見された菌類は、一六ヘクタールにも渡って地下で生長しており、数百年前からあると考えられている。それだから、古いオークや松の木に植えつけをしても、少なくとも人類の時間の単位ではかったときにキノコができる保証はない。おそらくこういった菌類は、樹木的な時間の単位で生きて死んでいくのだ。

菌根共生菌は木と共進化し、それぞれの代謝によってつくられた産物を交換するという、相互に利益がある関係を形成している。植物の特別な才能が、葉緑素によって日光と水と土のミネラルを炭水化物に変える光合成なら、菌類の特別な才能は、有機物の分子とミネラルを強力な酵素の作用で単純分子と原子に分解することである。菌類は菌糸を植物の根にからみつかせて浸透させ、木に養分を供給し続け、代わりに植物の葉でつくられる単糖を受けとる。菌糸のネットワークは宿主植物の根系の届く範囲まで伸びる。木は菌類がなくても生きられるが、菌類がないと生育がはかばかしくないことも多い。菌類は宿主植物を細菌性・真菌性の病害から守るのだとも考えられている。

有機物を分解して再利用するという菌類の才能は、木に対してだけでなく、地球の生命体すべてに対して菌類を不可欠な存在にしている。土壌が地球の胃袋なら、菌類はまさにその消化酵素なのだ。分解を行う菌類がなければ、地球は植物がつくる有機物の分厚い層の下でとっくの昔に窒息していただろう。死んだものは永遠に積み重なり、炭素循環は停止し、生き物は食べるものを失う。私たちは生命や成長に注目し、それを科学の中心に据える傾向があるが、いうまでもなく死と分解も自然の営みにとって同じように重要なのだ。そしてこの後者の世界を明らかに支配しているのは、菌類である。

菌類が死に深く関係していることは、その神秘と、人間のキノコ恐怖症に大きく影響しているのかもしれない。菌類は生と死との境界に立ち、死者を分解して生者の食べ物にする。そのプロセスの詳細を知りたい人はいないだろう。一般的に、墓場はキノコがたくさんとれる場所だ（メキシコではキノコを死者の肉（カルネ・デ・ロス・ムエルトス）と呼ぶ）。さらに、キノコが直接死の原因にもなることは、その名誉挽回に役立ってはいないだろう。キノコがなぜそれほどまでに強力な毒を生産するのかはよくわかっていない。自己防衛だと考える菌学者が多い一方で、捕食者に中毒を起こすことが生き残るための戦略なら、すべてのキノコが毒を持つように進化しているはずではないかという菌学者もいる。その毒素のいくつかは、菌類が菌類的なことを行う──複雑な有機化合物を分解する──ための道具なのかもしれない。実際、致死的な毒を持つテングタケ属は、人間の肝臓をなかから消化してしまうのだ。

なぜ多くのキノコが強い幻覚発現物質をつくるように進化したのかは、さらに謎に包まれているが、人間の脳に幻覚を起こすことがその目的ではないだろう。英語の intoxication（酩酊・陶酔）という単語に toxic（毒性）という言葉が入っていることからわかるように、中毒を起こす物質は意識の状態を変えることもある。一般人はキノコの危険性を大げさに騒ぎすぎだ、とキノコ好きが考える理由はここにあるのかもしれない。キノコ好きは、それを致死的なものから非常に興味深いものへの連続体として見るのだ。毒は用量次第という言葉の通り、人を死に至らせることもあるキノコの毒は、少量では恍惚《こうこつ》状態から恐怖状態まで実に驚くべき精神作用を起こす。何千年も前から知られている一般的なキノコのこういった作用が、キノコ好きとキノコ恐怖症のどちらにとっても、キノコの王国の神秘性を高めてきたのは間違いない。

アンドリュー・ワイルは、キノコについて面白い逆説を指摘している。キノコという有機体は膨大な量のエネルギーを持つにもかかわらず、科学者がふつう使うエネルギー単位のカロリーは比較的低いという理屈を理解するのは難しいという点だ。カロリー量はあまりないため、栄養学者はキノコを有意義な栄養素だとは考えない（キノコにはミネラルとビタミンや、いくつかの必須アミノ酸も含まれている。肉質の風味がするキノコは必須アミノ酸のおかげである）。しかしカロリーとは、緑色植物がとらえてためた太陽エネルギーの単位であり、ワイルが指摘するように、キノコは太陽とはほとんど関係ないのだ。キノコは夜現れて、日中は萎《な》える。植物とはまったく異質で、膨大な量の不思議なエネルギーを持つ。

たとえば、柔らかい体でアスファルトを突き破るササクレヒトヨタケのようなキノコもある。また、ヒトヨタケは数時間で地表に現れるが、一日で溶けて黒い水たまりになってしまう。ヒラタケは石油化学物質のヘドロを半月で消化し、有毒廃棄物を食用タンパク源に変えてしまう（腐生菌は複合有機物の分子を分解するために進化したことを考えれば、これは理屈に合う話だ。石油化学物質も複合有機物なのだから）。ジャック・オ・ランタンは暗闇で不気味な青色の光を放つが、その理由は不明だ。シビレタケ属は人間の意識を変質させ幻覚を起こす。ベニテングタケは精神を狂わせる。そしてもちろん、人の命を奪うキノコもいくつかある。

キノコのこういった不思議な力を説明できる科学的な手立てはない。ワイルはキノコのエネルギーは太陽ではなく月から来ていると考えている。つまり、太陽を源とするカロリーではなく、月のエネルギーを大量に受けているのだと。

キノコについて書いている著者らの何人かは、意識状態を変えるキノコの、それも微量とはいえない量の相伴に預かっているという結論は避けがたいだろう。彼らはこのテーマに対してあまりにも深い敬意を持っているから、現在の科学の理解の範疇という塀を越えてまでも、どこまでも追求することだろう。キノコに関していえば、その塀は高くも頑丈でもない。

菌学に関する著書には、伸びる菌糸のように強力で魅惑的な神秘主義が流れており、驚くべき推論に次々と出くわす。いわく、菌糸体はまさにニューロンであり、地中の知とコミュニケーションの器官を構成している（ポール・スタメッツの説）。高等霊長類が幻覚キノコを摂取したことによって、人間の脳の迅速な進化が刺激された（テレンス・マッケナの説）。幻覚キノコを摂取した人間がシャーマン的幻覚を起こし、それが宗教の誕生を招いた。古代エレウシスでギリシャの思想家（プラトンを含む）は儀式で幻覚を起こす麦角《ばっかく》菌を摂取し、それがプラトン哲学などギリシャ文化の偉業のいくつかを生んだ（ゴードン・ワッソンの説）。野生のキノコを食べることは、人間の無意識に月のエネルギーを与え、想像力と直感力を刺激する（アンドリュー・ワイルの説）。

これらのことがいまの科学で証明できないからといって、無視することもできないのではないか。キノコは謎に満ちている。将来、新しい科学でキノコの異質のエネルギーを測定したり、あるいは一日に最低限必要な月エネルギー量の計算ができるようになる日が来ないと、誰が断言できるだろうか。

焼け跡のキノコ狩り

一度目のワイルドピッグ狩りに行った帰り、ジャンピエールが車で家まで送ってくれた。どこにも逃がさないチャンスだったので、私はもう一度キノコ狩りについて探りを入れてみた。ジャンピエールはそれでもまったく屈さなかったが、アンソニー・タシネーロというキノコ狩りをする仲間の名前を教えてくれた。その週のはじめ、彼のレストランに数キロのアミガサタケを持って来た人物だという。ジャンピエールはアンソニーを紹介してくれると申し出てくれた(自分のキノコの穴場から気をそらせるためなら、何だってしてくれる人もいるのだ)。

約束通り、ジャンピエールはアンソニーにeメールを送ってくれ、アンソニーは私をアミガサタケ狩りに連れて行ってくれることになった。まったく見知らぬ人間を同行させてくれることに私は驚いたが、何度かeメールを交換するうちに理由がわかってきた。アミガサタケはいまたくさん出ているから、アンソニーは特に何も見返りを期待しないような人の、人手が必要だったのだ。穴場を暴かれるのではないかという心配に関しては(私はいつもの誓いをたててみたが)、この焼け跡のアミガサタケはそこまで厳しい機密事項ではないのだという。これは松林に山火事が起きたあと、春に群生するアミガサタケで、今回の場所を公開したとしても、数週間後には何の値打ちもない情報になる。一度噂が広まったら、カリフォルニア中のキノコ狩り愛好家がこの焼け跡に集まってくることが予想されるからだ。

アンソニーのeメールには、彼の家の前で金曜日の朝六時きっかりに集合だとあった。予測できない厳しい気象・環境条件に備えてくるようにとも警告された。

「雨でも雪でも決行します。雪なんて、と笑うかもしれませんが、この春になってから、一度雪が降ったんですよ。そのときには雪の合間からアミガサタケを見つけました。まあ楽しかったとはいえませんが、忘れられない経験になりました。

目的地の気象条件は、ベイエリアだけでなく、セントラルバレー地域ともかなり違います。標高約一六〇〇メートルまで登るため、数時間で気温が激しく上下し、雨が降ることもあります。軽い重ね着をして、万が一のためにレインジャケットを持ってきてください。足首をサポートするハイキング用シューズは必須です。山道はかなり険しく、岩場が多く、焼け焦げた木があちこち倒れ、地面はひどくぬかるんでいます。それからこの高度では日差しがきついので帽子を持ってくること。帽子はヒマラヤスギの針葉やクモの巣から顔を守り、かごがいっぱいになったらキノコを入れる入れ物代わりにもなりますから。それから日焼け止めと、蚊がいるので虫除け、少なくとも一ガロン（三・八リットル）の水、薬用リップスティック、持っているならトランシーバーも」

どうやらアミガサタケ狩りはあまり楽しいものではなさそうだ。森での散策というよりサバイバル訓練のようではないか。どうかアンソニーが大げさなだけでありますようにと私は祈り、目覚まし時計を四時半にセットした。なぜ狩猟採集の探検に出かけるときは、いつもこんなとんでもない時間に出発しなければならないのだろうと思いながら。ワイルドピッグは比較的朝早くに活動するから納得できたが、アミガサタケはお昼どきが過ぎてもどこかへ逃げてしまうわけではないだろう。もしかしたら、できるだけ日の光が必要なのかもしれない。あるいは早く着いて、いちばん良い場所をライバルにとられないようにするためなのかもしれない。

アンソニーの家の前に車を止めたのは朝六時ちょっと前だった。レインジャケットを着た三〇歳前後の二人の男が、敵地での軍事作戦に必要な一週間分の軍需品と見まごうような装備や品々をSUV車に積んでいた。アンソニーは一八〇センチを超えるひどく痩《や》せぎすの男で、ミュージシャンのフランク・ザッパのような髭《ひげ》を下あごに生やしている。彼の友人のベン・ベイリーは、アンソニーよりはふっくらと優しい感じの、よく笑う男だ。セントラルバレー地域を走る長い道中の会話で、アンソニーとベンは二人ともニュージャージー州ピスカタウェイ出身で幼なじみなのだと教えてくれた。大学卒業後、二人ともシェフになるために、ここベイエリアまでたどり着いたのだ。アンソニーがシェ・パニースでパティシエをしていたとき、ある午後、迷彩服を着た武骨な感じの男が、厨房の戸口に野生のキノコが入った箱を持って現れたのだという。

「キノコは大好きなので、いつかキノコ狩りに連れて行ってくれと頼んだんですよ。ようやくソノマに連れて行ってもらったとき、アミタケとアンズタケを見つけたんです。外に出かけたらそこに食事があったようなもんですよ。自然のパズルを解いて、自分の食事を調達するっていうのは、何ともこうパワーを与えてくれるものです」

アンソニーはいまもシェフをしているが、主にプライベートパーティーのディナーをつくっているので、キノコ狩りに費やすことができる時間は日中たっぷりあり、よくベンと出かける（ベンもシェフだ）。それから今日は、先週焼け跡で会ったある若者も来るという。名前はキノコ狩り用のハンドルネーム、ポーリー・ポルチーニということしかわかっていない若者だ。

ポーリー・ポルチーニは、キノコの季節に合わせて西海岸をあちこちキノコ狩りをして暮らすサブカルチャーに属する一人らしい。秋はポルチーニ、冬はアンズタケ、春はアミガサタケというように。「彼らはワゴン車に住んでいるんですよ。まあ、夕方五時のニュースを見るタイプじゃないですね」ベンがそう説明してくれた。ポーリーたちはキノコをブローカーに売って生活している。ブローカーは森の近くのモーテルの部屋に看板を掲げて、キノコを持って来た者に現金で支払うのだ。アンソニーとベンはこの世界の一員ではなく、ほかの仕事も家もあり、キノコはレストランに直接売る。「まだ私たちは自分をキノコ狩りのプロだとは思っていません」そうアンソニーはいう。

セントラルバレー地域を数時間運転すると、シエラ山脈にさしかかり、エルドラド国立森林公園に入った。この森林公園はレイクタホとヨセミテの間に広がる、三一万ヘクタールの松とヒマラヤスギの森林だ。山に入ると、気温が摂氏一度まで下がり、氷雨が車のフロントガラスを打ちつけた。道の脇にはずいぶん前に降った汚い雪があったのが、進むうちに降ったばかりの厚い雪になり、しまいにはあたり一面白銀の風景が広がった。もう五月初旬だったが、私たちは冬に戻ってきたのだ。

アミガサタケは松林の焼け跡に雪が溶けかけ土が暖まりはじめたときに出る。標高一五〇〇メートルの焼け跡に入ったあと、伐採搬出用の道を下がり、白い雪と黒い土の境界を探したところ、標高一三七〇メートルあたりで見つかった。モノクロームの不気味で荒涼とした風景だ。高度がわかったのは、昨今のキノコ狩りでほとんど皆がするように、アンソニーとベンもGPS（グローバル・ポジショニング・システム）を持っていたからだ。これがあれば、穴場を記録し、高度を計算し、道に迷うこともない。

私たちは車をとめ、まずあたりを見てみることにした。まもなくポーリー・ポルチーニが登場した。髭面の無口な二〇代の若者で、歩き回るための杖を持ち頭にはバンダナを巻いている。口数の少ないポーリーは、森が居心地のいいタイプに思えた。

森は美しく、そして不気味だった。不気味だったのは、それがあたり一面、空にまっすぐ向かう幹の枝がすべて火事で焼けきった樹木の墓場だったからだ。前年の一〇月、発電所火事（火元は発電所だった）と呼ばれたこの火事は、五日にわたって山を暴れ回り、六九〇〇ヘクタールの松とヒマラヤスギの森林を焼きつくし、風向きが変わってやっと火は消し止められた。火があまりにも強かったため、木を完全に消してしまったところもある。それがわかったのは、炎が林床のずっと下まで樹幹を追い、木の根を食いつくしたあとに残った、地中深くまであいた穴があったからだ。この真っ黒なクレーターはまるで鋳型《いがた》のようで、そこに石膏《せっこう》を流し込めば、松の木の影のような、細部まで正確な根系の模型ができあがるだろう。この寒々とした風景に、生き物はほとんどいない。猛禽類《もうきん》がわずかと（フクロウの声が聞こえた）、ぼうっとした表情のリスがときどき姿を現し、ところどころ黒い土に咲く緑の花束のようにパースレインウィンターが顔を見せていた。

けれどもこの風景をもう少し美的にとらえるのなら、それは静かな、現代抽象画にも似た美しさだ。山腹からまっすぐ上に向かって、黒い直線がまるでブラシのように均等な間隔で何本も伸びている。その線を太い黒い線がときどき切れ込むように横切り、リズムを乱している。深い渓谷に雪解け水がほとばしる地表は、線画のような明瞭さだ。視界のすべてが形態的な本質に凝縮されている。

しかしこの日、あたりの全景を見たのはこれが実質上最後だった。ベンが最初のアミガサタケを見つけたと発表したあとは、私もきっぱりと足もとしか見なかったからだ。黒焦げになった松の死体の合間に、松の葉が分厚い絨毯《じゅうたん》のように積もっている。アミガサタケは、日に焼けた指にハチの巣模様の色の濃い円錐形の帽子をかぶせたような形をしている。その帽子は、昔できのよくない生徒にかぶせたダンスキャップを思わせる形だ。どこから見てもひょうきんな形で、アイルランドの妖精レプラコーンや、あるいは小さなペニスを彷彿とさせる。

このユニークな形と模様のおかげで見つけやすいと思うだろうが、色が灰褐色や黒なので、これ以上できないほど、この黒焦げの風景にとけこんでしまっている。遠くから見ると、焦げた苗木の株はアミガサタケにそっくりだ。同じく黒焦げになった松ぼっくりも。松ぼっくりはぷっくりとした親指のようにたくさん土から突き出て、その規則正しい模様のせいでアミガサタケと間違えやすい。それだから、このキノコを見つけるのは至難の業で、はじめの一時間ほどは、見つけたのはすべてアミガサタケをかたった偽物ばかりだった。

私の目が慣れるように、ベンが自分が見つけた場所でアミガサタケを少し残してくれたので、原位置でよく見ることができた。ベンがいちばん目が利くということで私たちの意見は一致していたのだ。私はいろいろな角度から見て、適切な焦点距離と角度を決めた。この距離と角度の三角法がすべてで、松の落ち葉の層の少し下がぬかるんでいる地べたにうつぶせになって見てみると、あちらこちらに小さな帽子が頭を見せているのがわかった。一瞬前にはまったく見えなかったアミガサタケだ。地面に腹ばいになっている私を見て、ベンは褒《ほ》めてくれた。火事で服に火がついたときの合い言葉と同じで、止まれ、伏せろ、転がれ、が効果的なのだという。「立ったまましゃ絶対に見えないものが地べたからは見えますからね」

ベンとアンソニーにはほかにもキノコ狩りにまつわる自作の格言がたくさんあり、この日私は学ぶことになる。百聞は一本のキノコにしかずとは、ほかの人が見つけない限りキノコが見つからないことをいう。キノコ不満症は、ほかの皆がすでに見つけているのに、まだ何も見えないときの気分。そして、その気分を超えて初めて見つけたときには、キノコバージンを喪失することになる。それから、クラスターファック。これは、キノコを見つけたところに幸運にあやかろうと人が集まって来て（クラスター）、横取りする（ファック）ことで、マナー違反なのだそうだ。それから、スクリーンセーバー。あの小さな茶色の帽子を見つけようと地面に数時間尋問を続けると、その残像が網膜に残るのだという。「今晩寝る前にわかりますよ。目を閉じると、一面アミガサタケが見えるはずです」とベンが教えてくれた。

アンソニーとベンはキノコについてたくさんの説を持っていて、キノコのように神秘的なものに関する説には限界があることも健全に理解している。さらに、アミガサタケの指標生物のリストを教えてくれた。それは、アミガサタケがいることを知らせてくれる目立ちやすい植物や菌類だ。ヤマボウシの花は、土が適切な温度に達している印だ。何も生命の気配のない地面に突き出た明るい赤の大きなメセンブリアンテマもそうらしいが、私がその近くを探したときはまったくアミガサタケは見つからなかった。小さなブラウンカップと呼ばれるキノコも指標生物で、それはもう少し頼りになることがわかった。アンソニーたちは、ある週にはいつも同じ高度にアミガサタケは現れるのだと確信しており、どこにいてもGPSで高度を確認し、標高一三〇〇メートルあたりにいるようにしていた。

キノコ狩りをするのに持論をたてたい理由はわかるし、私自身もアンジェロとアンズタケ狩りに行ったときに自分なりの仮説をたてた。地面はどこまでも広がり、アミガサタケは腹立たしいほど影を潜めていたので、この隠れんぼでどこが隠れ場所に近くて、どこが遠いのかをこういった説が仕分けてくれた。そして説は、どこで目をこらして徹底的に地面の隅から隅を探すべく集中力を一気に高め、いつそれをゆるめるべきか、教えてくれる。狩猟採集では高い集中力が大切になるが、それは限られた資源だ。だから過去の経験をまとめた説は、最も効率的にその資源を使うことを助けてくれる。

「でも絶対に忘れてはいけない、いちばん大事な最後の説があるんです」ベンは朝の授業の最後に警告してくれた。論より証拠ならぬ、証拠こそ論だと。つまり、キノコ狩りでは、それまでの説はすべて捨てて、いま現在の時間と場所で有効な説に従うべきだということだ。キノコは予測がつかないから、その神秘をすべて説明できるわけではない。「ギャンブルみたいなもんですよ。こっちはでかいヤマをあてようとしている。その条件はすべてそろっていたとしても、何が起きるかまったくわからないんです。キノコがざくざくとれるかもしれないし、まったく何も見つからないかもしれない」そうベンはいう。

午前中は同じ一平方マイル（二・五平方キロ）内をうろうろした。四人ともうつむき、まったく無作為に険しい丘を歩き、現れたと思ったらまた隠れるアミガサタケの手がかりを追った。私は自分から六歩ほど先をいつも見ていて、時間も空間もまったく忘れていた。この点で、キノコ狩りは一種の瞑想《めいそう》のようでもある。アミガサタケは、ほかの邪念をほとんどすべてとり払う、視覚的な念仏にも似ている（私の靴下はぐっしょりと冷えきっていたから、邪念をとり払ってくれたのは助かった）。

自分がどこにいるか確認するため、あたりの全景を見なければならなかったが、この日は霧が深く、地形はかなり険しかったので、道がどこで、皆がどこにいるのかわからないときも多かった。ときどき瞑想のような静けさを破り、「川の横にものすごいヤマを見つけたぞ」「いまどこにいるんだい？」と、トランシーバーから雑音がはじけるように聞こえた（これはキノコ狩りのもうひとつの楽しみで、少年のようにトランシーバーを片手に宝探しごっこができるのだ）。

アミガサタケが現れたときは、心から気分がよかった。それが見えるようになるのは、自分だけでなくアミガサタケのおかげでもある。私は必要に迫られて、ポップアウト効果を使うことになったのだ。この用語を初めて聞いたのは、ほかのキノコ狩り仲間からだが、のちに視覚認知を研究する心理学者が使う用語だと知った。混沌とした、あるいは単色の視界にある対象物を確実に見分けることは認知的に難しい作業で、人工知能の研究者がコンピュータに教えるのに苦労するほど複雑だ。けれども、探している対象物の視覚的性質――色やパターンや形――を頭にしっかり入れておけば、それはまるで命令に応じたように視界に現れる。

目を慣らすというのは、この狭い視覚的フィルターを設置して作動させることだ。だからベンは、自分が見つけたアミガサタケを使って練習させてくれたのだ。森の落ち葉の上にあるそのパターンを私の心の目に焼きつけるために。キノコ狩りは、森で食料を見つけようとする生き物にとって、ポップアウト効果が大切な進化的適応だということをわからせてくれる。特に、その食料が隠れているような場合は。

ポップアウト効果がなければ、見つけられる食料は、偶然遭遇する動植物か、あるいは当然、果物に限られてしまう。果物は、自然界で唯一自らポップアウトしようとする重要な食物源だ。果樹の進化的戦略は、その種子を運ぶ動物を使うことにあるから、明るい色で目を惹《ひ》き、目立つように進化したのだ。果実や花の場合、実際、ポップアウト効果は協力的だ。けれども、それ以外の森の食べ物の大半は隠れている。

目当てではないながらも目的はしっかりと持ち、黒く焼け焦げた森をさまようちに、私自身もすすで黒くなっていった。そしてここは、庭とは本質的に正反対の場所なのだと気がついた。庭ではほとんどすべての種《しゅ》が目立ってくれる。隠れたり、こちらを傷つけようとするものはいないし、地域の食物連鎖での位置は確立され認識されている。庭で感じるすべて――色、パターン、風味、香り――は、理解可能なだけでなく、こちらの欲求に応えてくれる。実際、この植物たちはその欲求をいまでは遺伝子に織りこみ、それを巧みに利用して自らの数と生息地を増やすために使っている。このような相互主義が庭を最も快適な景観にしているのだ。なぜなら庭にあるすべては、ある意味で私たちの延長であり、一種の鏡だからだ（そして私たちは知らず知らずのうちに、植物の目的のために存在している、ある意味で庭の植物の延長なのだ）。庭（あるいは農場）の栽培種は、人間の世界の一部であり、同じ屋根の下の仲間だ。アダムとイブもそうしたらしいが、庭では食べ物を集めることもできる。だがそこには、ジレンマも狩猟の手柄話もない。

一方この森は、自然に身を置くまったく別の方法を提示する。アミガサタケは身を隠しているし、この黒焦げの風景に初めて明るい果実が実を結ぶにはまだ長い年月がかかるだろう。この森は外国にも似ている。ここでは、誰も私を知らないのだ！　森では栽培者のような市民的義務を負うこともない。自分の存在を意識せず、初めての眺め、香り、味に対する超リアリズム的な感覚を持つ旅人の優雅な身軽さを感じるのだ。ここでは、ただ歩いて感覚を使うだけでいろいろなものが得られる。もちろん、まわりが新しいものだらけということには、私は迷子になってしまったのだろうか、あのキノコもとった方がいいのだろうかなどという、心配の影がつきまとうものだ。

焼け焦げた森は、庭のように私たちを迎えるわけではないし、栽培的な空間の外に存在しているが、それでも私たちはこの野生種にある親しみを感じる。それは狩猟採集の共感だ。野生種の擬態の技を負かすために、人間が身につけた素晴らしいポップアップ効果が機能するとき、それは、その共感の体現のように感じられる。仲間が聞こえないほど離れたところで一人でキノコを探していて急にたくさん見つかると、見つけたぞ！　と馬鹿みたいにキノコをやりこめている自分に気づく。まるで、これはキノコと私のゲームで、今回は私の勝ちだとでもいうように。庭でリンゴを見つけても、それは大したことではないから、リンゴ相手に同じことをするのは想像できない。

「昼飯にしよう。車のところに集合」とトランシーバーから声が聞こえたとき、私はすっかり夢中になって、いま何時なのか、どこにいるのかも忘れていた。車から二キロ近くも離れて下っていったので、ぬかるみで滑りやすい山道をよじ登り、何とか車にたどり着いた頃には、皆トレイルミックス（訳注：ナッツ類やレーズンなどをミックスした山歩き用のおやつ）をつまみながら、お互いの収穫に感嘆しているところだった。私が袋いっぱいのアミガサタケを持って現れると、ベンは興奮していった。「実にいい日に来ましたね。今日みたいにたくさん出てるのは見たことがない。全部頂きですよ！」

黒焦げの丸太に座って（私たちも全身真っ黒だった）昼食を食べながら、キノコやキノコ街道やこの夏のキノコ狩りの一大イベントについて話した。この夏、アラスカのユーコン川流域の奥深くにある広大な焼け跡に何千もの人がキノコ狩りに現れるはずで、ヘリコプターでやって来る人もいるという。史上まれにみるアミガサタケの大発生が目当てなのだ。行く予定にしているポーリーは、「白夜で一日二二時間もキノコ狩りができるんですよ」という。それが断然素晴らしいことだという口ぶりだ。

山火事の焼け跡でのアミガサタケ狩りの歴史は長い。ベンによると、バイエルンではアミガサタケを発生させるために、わざと森に火をつけたという。なぜ火事のあとアミガサタケが発生するのか菌学者はわかっているのだろうか。このキノコは、死んだ松から養分を得る腐生菌で、急に養分のもとが増えるからなのか。それとも、宿主を急になくした菌根菌なのか。ベンたちに訊いてみたが、誰も確かなことはわからないという。だが、アンソニーの説のひとつに、有機物にとって悪い年は、人間にとって良い年というのがあった。

後日話をした菌学者は、アンソニーの勘を裏付けてくれた。松林のアミガサタケは菌根菌で、松が焼け死ぬことは、このキノコにとって危機を意味するというのが現行の説だ。養分を供給してくれる植物の根がいきなり消えてしまうからだ。そうして、この菌類は子実のキノコをつくり、何兆もの胞子を放出し、胞子はこの枯れ果てた森から風で遠くに運ばれる。つまり、アミガサタケは焼け跡から逃れるために子実をつくり、飢え死にする前にその遺伝子を送って新しい松林に移ろうとするのだ。人間はこの計画には入っていないが、アミガサタケを食べる人間のような動物は、食卓まで持って行く途中で胞子を撒《ま》くことになるから、ひと役買っているのかもしれない。人間にとられることが、アミガサタケにとってダメージなのかといえば、それは木からリンゴをとるのと変わらないだろう。それに、このキノコは隠れるのがあまりにもうまいから、人間に気づかれないまま、それぞれが何十億という胞子を放出するものがたくさんある。

アミガサタケは死にかけた森から逃げようとする一方で、森の再生にもひと役買っている。やや硫黄《いおう》と肉のような香りのするこのキノコには、ハエが寄ってきて、空洞になっている柄のなかに卵を産む。幼虫はキノコを食べ、その幼虫を食べるために鳥が森に戻り、糞を通して植物の種を林床に撒く。キノコはいわば自然の扉で、あるときは死に向かって、あるときは新しい命に向かって開かれるのだ。

昼食後、私たちは再び別れて、数時間別々に行動した。私はまた下りのぬかるみを滑りながら歩いた。山道の横は傾斜のきつい土手になっていて、その下は水が流れ、小川へと通じていた。私は自分がどこにいるのか、どこへ行こうとしているのかまったく考えていなかった。とりとめのない思考のように、アミガサタケの足跡を追うだけで、ほかには何も、たとえば私有地の境界線についても考えていなかった。出くわした伐採業者から、その会社の私有地にいることを教わるまでは。

この業者は、伐採企業は悪人ばかりではないと宣伝してくれたら、立ち退かなくてもかまわないといってくれた。というわけなので、伐採企業は悪人ばかりではない。彼は話し相手が見つかり嬉しかったようで、小川の岸沿いをよく見るように教えてくれた。このビーバークリークという小川のほとりには、なかが真っ黒でボウルのような穴があいている大きな丸い岩がいくつもあるそうだ。その昔、アメリカ先住民のワショー族がドングリをここで洗ってつぶしてから、平たいパンにして焼いたのだという。

先住民のボウルは結局見つけられなかったが、この話を聞いて、この森は何百年、あるいは何千年も人類の食物連鎖の一部だったのだと私は気づいた。先住民は、自分たちが世話をする役目を果たさなくても、野生の種との関係を結べることを知っていた。オークはいつも栽培化の取引と、栽培化しようとする人間の数知れない努力を拒み続けた。けれども先住民はドングリの毒をとり除く方法を編み出して、オークを利用する方法を見つけたのだ（アミガサタケに関しても同様のことをしなければならない。未調理では食べられないからだ）。以来、この森は変わった。オークが松に地を明け渡したのは明らかで、かつてワショー族を支えたこの森の食物連鎖は、海の近くまで細く伸び、シェ・パニースの今晩の高価なディナーメニューまで届いているのだ。

その午後、ビーバークリークのほとりでは、ベンの表現を借りれば、山のようにアミガサタケが見つかった。どこを見てもあのハチの巣模様の帽子が現れ、一時間もしないうちに袋がいっぱいになった。私の手はすすで真っ黒で煙臭くなっていたが、それでもアミガサタケの肉質の香りが漂ってきた。何もない土からでっぷりとしたボタンのように頭を出しているタンパク質。自然発火して現れたような、この食べ物。私はアミガサタケに話しかけ、現れてくれたことに喜び、アミガサタケも私に話しかけていた――ように見えた。

急にあちこちに出てきてくれたことに私は狂喜し、奇妙にもそれが私たちの新しい関係の証拠なのだと解釈した。おかしいかもしれないが、こちらが探してあちらが現れるというこの取引には相互的な何かがあったのだ。お互いに協力して、自然界に横たわる大きな溝の向こうに提携というロープを投げるかのような。森のどれぐらい奥まで行ったのかわからないが、それまでよりもさらにずっと奥に私は足を踏み入れた。少し迷ってしまったときもあったと思うが、アミガサタケの姿だけはずっと見失わなかった。彼らはもう私から身を隠さなかった。私の目が慣れてうまくなったのかもしれない。あるいは、私が自分の世界から出て彼らの世界に入ったから、やっと姿を現してくれたのかもしれない。

どちらなのかはわからないが、あたたかな太陽のような幸運が、森の肉が山のように現れたのだ。私は再び、あの別の森で、ワイルドピッグが丘の上に最初に現れてくれたときに感じた感謝の念をここでも感じた。狩猟採集は大変な労働かもしれないが、労働が直接食べ物に結びつくわけではない。努力と結果の確かな相関はないから、この努力をすればこの結果が得られるというわけではないのだ。それに私は、この収穫に値するような直接の努力は何もしていない。季節が終わったときに庭の菜園で覚えるような達成感はまったく感じなかった。庭では労働が収穫として実を結ぶが、これは違う。これは、何もしないのに収穫が得られる、不思議な、説明のつかない贈り物なのだ。

午後もずいぶん過ぎると、皆ビーバークリークに集まって来て、四時頃には車に戻った。車のテールゲートでびしょ濡れの靴下を脱いで、トランクルームいっぱいに、なるべく外から見えないようにアミガサタケを入れた。特に理由はないのだが、大量のキノコというのは派手に宣伝したいものではないのだ（その少し前、古いワゴン車で来ていた人たちが車をとめて、収穫があったか訊いてきた。これといった理由はないのだが、私は堂々としらばくれてしまった）。全部で二七キロ。アンソニーとベンの自己最高記録を更新だ。車に乗る前に、箱いっぱいのアミガサタケを持つ私たち三人の写真をポーリーが撮ってくれた。異常に大きいやつが一本、上から顔を出していた。私たちは全身汚れてくたくただったが、王族のようにリッチな気分だった。

この日は金曜日で、車が森を出るとき、森に入っていく何十台もの乗用車やバンやトラックとすれ違った。インターネットで情報が流れたようで、週末にアミガサタケを探そうという人たちが押し寄せて来たのだ。ということは、現在一ポンド（〇・四五キロ）あたり二〇ドルという値段が、月曜日までには下落してしまうだろう。アンソニーは一時《いっとき》たりとも無駄にしなかった。携帯電話をとり出し、バークレーやサンフランシスコのシェフに電話をし、その晩に配達する注文をとった。そして、ストックトン郊外で渋滞にあう頃には、アミガサタケはすべて売りつくしていた。

第20章　完璧な食事

完璧とは、きわどい大口だと思われるかもしれない。実際、私が自分で狩り、集め、育てた食材からつくった食事には、崇高というよりは滑稽《こっけい》といった方がいい点も多かった。チェリー・ギャレットの生地は少し焦がしてしまったし、アミガサタケはややざらっとした舌触りが残った。この食事の自己満足的テーマに合わせるために、サンフランシスコ湾岸部に出かけてとってきた塩は、毒ではないかと思うようなひどい味で、とても使える代物ではなかった。だから、私がいないところでこの食事を絶品だったと褒《ほ》めてくれた人が、この日の客にいたとは思えない。けれども私にとっては、これは完璧な食事だったのだ。それは絶品と似ているが同じではない。

ワイルドピッグの肉が手に入ってすぐ、ディナーの日程は六月一八日の土曜日に決めた。メイン料理はカリフォルニア・ワイルドピッグだ。ワイルドピッグはアンジェロの大型冷蔵庫に吊してある。このメイン料理に合うメニューを準備するまで、数週間あった。メニューを決める際、私は次のようなルールを自分に課した（その後の経緯から例外も設けた）。

1　食事はすべて、私自身が狩猟、採集、あるいは栽培したものでつくる。

2　動物、植物、キノコの三つの食の王国、そして食用ミネラル（塩）から、それぞれ最低ひとつの食材を使う。

3　すべて旬の新鮮な食材を使う。この食事は、食材を提供してくれた場所だけでなく、現在の季節を体現するものになる。

4　食事をつくるためにいっさい買い物はしない。ただし、すでにキッチンにあるものなら必要に応じて使ってもよい。

5　招待客は、狩猟採集を手伝ってくれた人とその家族にする。アンジェロとアンソニーとリチャード。失敗にこそ終わったが、タマルパイス山でのアンズタケ狩りに連れて行ってくれた友人のスー。それからもちろん、妻のジュディスと息子のアイザック。残念ながらジャンピエールはフランスに滞在中なので、合計一〇名になる。

6　料理は自分でする。

このルールからもわかるように、この食事は自己満足だった。大それた、無鉄砲な、そして願わくば食べることのできる自己満足だ。おわかりかもしれないが、私の目的は何かもっと大きな問題の答えを見出そうというのではなく、自分の食べ物を狩猟や採集や栽培で調達すれば、あるささやかな問いの答えが見つかるかどうか、知りたかったことにある。その問いとは、まずそのような食事をつくることは可能だろうか、そして、人間の食の本質や文化について何かを学べるだろうか、ということだ。ほかの人も試してみるべきだとか、あるいは自給自足の生活に戻ることが、現在のアメリカの食や農をとり巻くジレンマを解決する現実的な解決策だといいたかったのではない。この食事はまったく現実的とはいえないのだ。けれども同時に、私はこれ以上現実味のある真の意味での食事をつくったことも食べたこともない。

メニューの計画

まず、前述のルールの例外と、諸事情や私の限界や愚挙によってとらざるを得なかった様々な妥協について書かなければならないだろう。この食事は、カロリーよりもエピソードの方がはるかに豊かで、たとえば塩に関するエピソードのように、ハッピーエンドで終わらなかったものもある。

メニューを計画した当初、私はサンフランシスコ湾岸部に塩水池がいくつか残っていることを知った。飛行機でサンフランシスコ空港に着陸する前に眼下に見えるそれは、赤茶、黄、オレンジ、真紅と、鮮やかに幾何学的に色分けされたモンドリアンの抽象画のようだ。塩に強い様々な種類の藻類と始原菌が色の違いをつくるのだという。海水が塩水池から蒸発する際に塩分濃度があがり、それぞれの藻類に適切な条件をつくり出すのだ。

ディナーの予定日の一週間前、私はきわめて勇敢な友人とサンマテオ橋の下あたりのわびしい海岸へ向かった。どこまでも続く悪臭ただようゴミだらけの湿地を歩くと、塩水池が見つかった。草で覆われた土手で四角く縁どられた浅い池だ。水は濃いお茶のような色で、土手はゴミだらけだった。缶や瓶、車の部品やタイヤ、それから犬に放り投げて遊んだのだろう、何百個ものテニスボールが落ちている。ここは東海岸のニュージャージー・メドウランドの西海岸版だ。主《ぬし》のいない土地メドウランドは、犯罪の現場や、水に浮かぶ殺人事件の被害者に出くわすかもしれないと恐れても当然の場所として有名だ。この塩水池でも、見たくはないような危険なものばかり目に入ることだろう。

しかし、塩の姿だけはまったく見えなかった。この年は、春になってもなかなか雨期が終わらなかったので、例年の六月のいま頃に比べると、塩水池は水かさが増え塩分濃度が低かった。岩から雪のように真っ白な塩を削りとるつもりだったのだが、代わりに、清涼飲料のペットボトルをいくつか拾って濁った茶色の塩水をくむことにした。

その晩、この液体を鍋に入れ、弱火で煮て蒸発させてみた。キッチンには化学の実験のような怪しげな煙が立ちこめたが、数時間もたつとブラウンシュガー色の結晶が鍋の底にでき、冷えてから大さじ数杯分がとれた。しかし残念なことに、このややべとついた塩は、あまりにも金属のような化学物質的な味がしたため、私は吐きそうになり、口直しにマウスウォッシュで舌先から味を消さなければならなかった。これは、おそらく例の嫌悪感が命を救ってくれた一例だろう。もちろんプロは最新の精製技術を使うのだろうが、それがどんなものなのか私は見当がつかない。そこでこの塩を料理に使う計画は捨てざるを得なかった。肝炎にならなかっただけでも、私は幸運だったのだろう。

いちばん守るのが難しかったルールは、おそらく旬と季節についてだろう。私の経験に基づく限り、実際の狩猟採集民はふつう、その日たくさんあるものは食べられるが、それ以外のものはほとんど食べられないのではないか。本当はもっとバラエティに富んだ野心的なメニューを考えていたのだが、ある特定の日に、とれたての猟獣の肉や、キノコや、地元産の熟した果物や、庭から収穫したての野菜をとりそろえることは、このカリフォルニアにおいてでさえも、極端な離れ業だということがわかった。結局、私はキノコについては例外を設けなければならなかった。六月にこのあたりでとれる適当なキノコはないからだ。幸いその前の月にとってきた、あのアミガサタケを乾燥させたのが五〇〇グラムほどあった。干したアミガサタケは生のものより風味が高い。これは、例外があるということは、規則がある証拠ということにした。

それから、シーフードの前菜としてアワビの直火焼きを出すという、過剰に大それた計画もあきらめなければならなかった。アワビは西海岸湾岸部の岩礁に生息する大型の貝類だ。カリフォルニアでは、その数が減少しているため、商業目的での漁獲・販売は禁じられている。けれども、物好きのために趣味のレベルなら一日三個という厳しく決められた数まで漁獲が許されている。ワイルドピッグを手に入れてから数日後、ポイントレイスに住む友人が、次の週にアワビ獲りに行こうと誘ってくれた。その週は滅多にないほどの引き潮が、おそらくおわかりかと思うが、例のごとく早朝の五時半に起きるのだという。それを聞いたとき、私は前菜が手に入ったと思った。そこで目覚まし時計をかけ、何とか夜明けに指定の海岸に行った。海に入らなければならないことに、信じられない気持ちで。

しかし本当に残念なことに、アワビ獲りの経験を無事くぐり抜けたあとになって、アワビはとれたてを食べなければならないことがわかったのだ。冷凍すると食感が完全に損なわれてしまうらしい。それは皮肉というか何といえばいいのかわからない話だった。というのも、アワビ獲りは、少なくとも北カリフォルニア湾岸では、全身カチカチに凍ってしまうような経験だからだ。

ふつうアワビは、極端な干潮のときに、海中の岩礁の間を歩き下に潜って獲る。逆さまになったフットボール大の貝を手探りで探すのだ。手は海水の冷たさで何も感じなくなっている。ただし、アワビと同じ岩の裂け目に生息するウニのトゲ以外は。ウニに刺されるのをどうにか免れても、今度はぬらりとしたイソギンチャクに触れて、恐ろしさと気持ち悪さに慌てて手を引っ込めることになる。これはすべて、不思議そうにこちらを見つめるアシカに見守られるなかで行われる。アシカがいるのはあたりに人食い鮫がいない証拠だから、大歓迎だと教えられた。もう少し体に合ったウェットスーツを着ていれば、私もここまで芯から冷えることもなかったのかもしれないのだが、唯一借りられたのは友人の祖父のウェットスーツで、二サイズ分小さかった。そのため、いちばん必要なときに四肢の血の循環が悪くなっていたのだ。やっと指先の感覚が戻ってきたのは、陸にあがってから一時間たった頃で、ようやくズボンのジッパーがあげられた。

アワビ獲りは、この食事のために行った狩猟採集のなかで、最もつらく、おそらく最も間抜けなものだった。あとで、カリフォルニアでは一年あたりの狩猟死亡事故件数よりも、アワビ獲りで死ぬ件数の方が多いということを知った。波で岩に打ちつけられたり、鮫に襲われたり、低体温症などが、その原因だ。私よりうまくやれたとしても（一時間で一個しかとれなかった）、収穫できるカロリーよりも多くのカロリーを消費することは確かだろうから、まったく滑稽な冒険だ。けれども、とれたてのアワビを食べてみて、なぜ人がアワビ獲りを続けるのか、私は納得することになる。

私がとったアワビは、この浜辺で食べた。まず洗ってから大きな身を岩で叩き、薄くスライスしてまた叩く。流木でたき火をおこし、フライパンにバターを入れて、アワビの薄切りと玉ねぎと卵を入れて炒めた。歯ごたえはイカのようで、風味は豊かでホタテに似た甘さがある。まだ朝早い時間、浜辺の流木に座り、ゆっくりと満ちてくる潮を見ながら食べたこのアワビは、これまでで最も素晴らしい朝食になった。手に入れるための苦労が、ほぼ報われたといってもいい（正直いって完全に報われたとは思えないが）。帰宅してから、よく叩いたアワビの薄切りに、今度はオリーブオイルを刷毛で塗り、木でおこした直火であぶって食べてみた。絶妙な味だったが、ディナーの客がやって来る数週間前に食べなければならなかったので、あくまでも想像上の前菜になってしまった。

さて、本当の前菜として、私は庭のそら豆を使うことにした。一一月に被覆作物として植えたこのそら豆は、五月にはつやのある鞘をたくさん実らせたのだが、このディナーに使うつもりでまだ収穫していなかったのだ。そら豆は豆類のなかでは唯一、旧大陸の原生種で、幅広で平べったく、鮮やかな緑色をしている。若いうちにとってさっと湯がけば、甘みのあるデンプン質の豆は、とれたてのエンドウ豆やアスパラガスのように春の到来を思わせる味だ。けれども六月には少し旬を過ぎていたので、そら豆のブルシェッタ風をつくることにした。そら豆をローストしたニンニクとセージと一緒につぶして、手づくりのサワードウ・ブレッド（訳注：サンフランシスコ名物の酸味があるパン）の薄切りをトーストしたものにのせる（まだ若く甘みのある豆はパスタに入れることにした）。もうひとつの前菜は、私が獲ったワイルドピッグの肝でアンジェロがつくったパテを持って来てもらうことにした。

そう、パテをつくったのはアンジェロだから、これも例外になる。それからアンジェロには一皿目に使う生パスタをつくってくれるように頼んだ。手づくりのエッグフェットチーネに、バターとタイムでソテーしたアミガサタケを和えて、彩りに小さなそら豆を入れたパスタ料理だ。

メイン料理は、カリフォルニア・ワイルドピッグだが、どの部位の肉を使ってどう調理しようか悩んだ。アンジェロは、すね肉をゆっくりブレイズ（オーブンで蒸し煮）することを勧めてくれた。それがいちばん美味しい部位だという。一方私は、ロインを外のグリルで焼いてみたかった。それが季節的にも、狩猟採集というテーマにもしっくりくると思ったからだ。決めかねた結果、両方試してみることにした。すね肉は赤ワイン（アンジェロのお手製だ）と自家製のスープストックで蒸し煮にして、その煮汁でつくったソースをかけて出す。ロインは脂肪分が少ないので、グリルで焼いたときかさかさになってしまわないように、塩水で一晩ブライニング（塩水漬け）してから、つぶした胡椒《こしょう》をまぶし、オリーブの薪でおこした火でさっと焼く。スープストックはその週、事前につくり、オリーブの薪はオリーブ園ではなく、ジャンピエールのおかげで、シェ・パニースの裏にある薪小屋から頂戴することになった。

パンは手づくりで、野生の酵母菌を使うことにした。このイベントに、もうひと種類、採集した菌類を登場させるのが適切だろうと考えたからだ。天然酵母菌を集める方法が書いてあるレシピ（*Bread Alone*（ブレッド・アローン）という優れた料理本だ）によると、その過程には何日かかかるようだが、それほど難しそうではなかった。ワインは、アンジェロ手づくりのシラー2003を数本。アンジェロはさらに何本か持って来るといってくれた。

メイン料理のあとはサラダだ。これは当初、採集した野菜でつくろうと考えていた。春のはじめ、バークレーヒルズにパースレインウィンターとカラシナが青々しく茂っているのを見つけたのだ。けれど六月にはすでに黄色くなっていたので、庭の菜園のレタスでシンプルなサラダをつくることにした。

残るデザートは、しばらく頭を悩ませることになる。私は、バークレーの街の果樹に実る果物で、生地のごく薄いフルーツパイ、ギャレットをつくろうと考えていた。採集場所を田舎に限る理由はないから、ディナーの数週間前、果物を探しに何度か街に偵察に出かけた。といっても、単にポリ袋を手に近所を歩いただけなのだが。バークレーに住んで二年目になっていたので、プラムやリンゴ、アンズ、イチジクなど、めぼしい果樹を近所にいくつか見つけていた。誰でも簡単にとれる枝に実っていたが、どれもまだ熟していなかった。パーカー通りのサンタローザ・プラムは赤くなっていたけれど、これは熟しすぎだった。

そこで私は、近所のどこかにちょうどいい果樹はないものか聞き回った。結局デザートを救ってくれたのは、義姉のディーナだ。隣家のビングチェリーの木に熟したチェリーがたわわになり、義姉の家の庭にまで枝が低くしなっているという。隣家の木からチェリーをとることが私の考えにとっても法律に照らし合わせても適切なのかわからなかったが、昔からの法的原則で、自分の土地にはみ出した木の枝から果実をとる権利は保証されているのではなかったか。少し調べてみたところ、やはりそういう法律があるのがわかった。ローマ法にもある用益権という権利は、辞書によれば「他人の所有物を、その本質を破壊・消耗せずに使用し、利益を享受する権利」とある。ああよかった！　これは採集の神髄を確証してくれる、尊い法的原則だ（Fallen Fruit というウェブサイト（http://www.fallenfruit.org）では、ロサンゼルスの公道にある果樹の地図と、用益権の原則について書かれている）。

デザートにはティザンヌを添えることにした。春にバークレーヒルズで採集した野生のカモミールを乾燥させておいたものに、庭からとったミントとレモンバームを混ぜたハーブティーだ。それから地元の友人がつくった瓶入り蜂蜜《はちみつ》もあった。この場合、採集はバークレーヒルズで彼のハチが行ったことになる。

メニューが完成したので、私はカードに書いた。バークレーという土地柄、メニュー風の洒落た表現を使わなければならない。

そら豆のブルシェッタ風とソノマ産ワイルドピッグのパテ
焼け跡のアミガサタケのソテー和えエッグフェットチーネ
ソノマ産ワイルドピッグのすね肉の煮込みとグリルロイン

イーストベイ天然酵母菌使用の天然酵母パン
家庭菜園のガーデンサラダ
ファルトン通りのビングチェリー・ギャレット
クレアモントキャニオン産カモミールのティザンヌ
アンジェロ・ガロ　プティ・シラー2003

結局のところ、ただのメニューにすぎないし、自分でつくったルールから離れて、アンジェロの厚意と才能にやや頼り気味のところはある。けれども面白い食事になりそうだったし、当初の目的は達成できた。

メニューを見ていて、気づいたことがある。この食材は、いくつかの野生種と三つの食の王国と、それからいうまでもなく都会と田舎を代表しているが、実は大部分が森に由来しているのだ。これは森の食物連鎖の終わりにある食事であり、そのこともこの食事を特別なものにしていた。ワイルドピッグとアミガサタケはもちろん森林から来ているが、チェリーもともとはといえば森の植物種で、果樹園へ、さらに街へと移ったのだ（チェリーの木はもともとは黒海とカスピ海の間の地域の森から来ている。ビングチェリーはたまたまできた苗木で、一八七五年にオレゴン州ウィラメットバレーの果樹園で中国系の農場労働者アー・ビングが開発し、彼の名前がつけられた）。

つまり、このディナーで消費するカロリーは、現代のほとんどのカロリーの起源である農場の一年草や草地の牧草ではなく、木がとらえたエネルギーということになる。このデザートの甘さは、チェリーの木の葉がつくったものだ。アミガサタケは、もともと松の針葉でつくられた糖を、菌糸体が根から吸収して栄養分を得ている。そしてドングリを食べるワイルドピッグは、オークの木の、鼻を鳴らして歩く分身だ。この食事は、人間の食の軌跡を逆にたどって、森から生まれたのだ。

キッチンにて

土曜日のディナーに備えて、私はその週の火曜日から準備を始めた。まずスープストックと、パン用の天然酵母だ。豚の骨だけのだしというのは聞いたことがないので、スープストックにはワイルドピッグに加えて牧草育ちの牛の骨も使った。近所の友人が牛丸ごと一頭の四分の一の肉塊を購入したところ、大きな袋に入った骨も一緒についてきて、どうすればいいのかわからないというので、彼女の冷凍庫から採集することにした。それから、家の冷蔵庫の野菜室の奥の方から食べ頃を過ぎた野菜を採集した。オーブンで骨を一時間焼いたあと、鍋で野菜とハーブと一緒に一日弱火で煮た。

天然酵母を集めるのは簡単だった。様々な酵母菌の胞子は空中どこにでも浮遊しているので、菌が休める場所と食べ物を提供すれば集められる。ある種類の酵母菌はほかのより良い味をしているが、ここで地理的条件と幸運とが役に立った。ベイエリアの名物はサワードウ・ブレッドだから、私の家のまわりはおそらく野生の酵母菌をつかまえるのにぴったりだと考えた。まず、有機小麦粉をスプリングウォーターで溶かして（酵母菌に影響するような化学物質を避けたかったのだ）どろどろにし、窓際に少し置いて空気にさらしたあと、密閉容器に入れてキッチンカウンターに一晩置いた。翌朝には熱い鉄板の上のパンケーキのようにぶつぶつと泡がたち、良い兆候を見せた。毎日、新しい水と小麦粉をこの酵母菌のコロニーに与えて匂いを嗅ぐ。ビールにも似た、やや酸味とアルコール・酵母味を帯びた匂いがするはずだ。泡がたたなかったり、異臭や色とりどりの浮きかすがある場合は悪い兆候で、おそらく手に負えない変わった菌を誘いこんでしまったことを意味する。そうなったら全部捨てて、はじめからやり直す。二日目にはすでにビールとパンのような匂いがしたのは幸運だった。

水曜日の朝、サンフランシスコのアンジェロの鍛冶《かじ》工房まで肉をとりに行った。彼の大型冷蔵庫にたどり着くには、まるでディケンズの世界のような調度品やごちゃごちゃしたものであふれるロフトのような空間をいくつか通る。あらゆる形の鉄くず。鉄の長い棒の山。鉄製品用の工具や機械。熱と火を放つ、ささやかな溶鉱炉。工房の真ん中は戸外になっていて、イチジクの成木がある。後ろの日当たりのいいキッチンには、業務仕様のエスプレッソマシンや肉挽き器、パスタマシンがある。大きな花瓶に切りたてのワイルドフラワーが活けてあり、全体の工業風喧噪《けんそう》を和らげている。工業風と家庭風、硬と軟、金属と肉。この工房はまるでアンジェロその人のようだった。

ワイルドピッグは、立って出入りできる大きさの冷蔵庫にほかの肉と一緒に吊されていた。棚にはいろいろな処理段階にある生ハムやパンチェッタ（生ベーコン）やサラミがある。冷蔵庫のすぐ外には、オークの樽に入ったワインやバルサミコ酢、ラベルがついていないワイン数百本、そしてデュラムとセモリナ粉の五〇ポンド（二三キロ）入りの袋がある。アンジェロは、かたくなったワイルドピッグをキッチンテーブルの上に置き、肉切り包丁で巧みに切り分けはじめた。腿《もも》は生ハム用に切って塩をまぶし、包丁を数回ふるったかと思うと、脊柱《せきちゅう》から胸郭を正確に切り離してロインを切った。ロインは脊柱の両側にあるサドルバッグ（鞍袋）のような肉だ。濃い赤身の肉と雪のように白い脂肪の切れ端の山を見て、アンジェロはひらめいた。

「そうだ。この切れ端でうまいラグー（ミートソース）をつくって昼ご飯にしよう」

そうして切れ端肉を肉挽き器で挽き、缶入りトマトを加えて、レンジの上でそれがぐつぐつと煮える間、ラグーをあえる生パスタをつくった。アンジェロは、パスタマシンの穴から出てくる卵色のフェットチーネの切り方を教えてくれた。

　覚悟ができていてもいなくても、あの日仕留めたワイルドピッグを初めて食べるのだ。吊されたワイルドピッグが切れ端肉の挽肉になり、昼ご飯になったそのスピードに、私は少々気圧されていた。けれどもラグーは本当に美味しく、目の前のキッチンカウンターに生肉が並んでいても、もう何の問題も感じなかった。二週間前に殺したこの獣と私とのやりとりすべてに関しても。この獣を食べることは、この戯曲の幕を閉めるために必要で、戯曲全体を救うためにやり遂げられたことなのだ。

　今度はこの獣に対して、敬意を払わなければならない。つまり、その肉をよくよく考えて調理し、それを喜んでくれる人に食べてもらうことだ。後日、ラグー（ragout）のつづりを調べてみたところ、それが食欲を回復するという意味のフランス語の動詞 ragoûter に由来していることがわかった。このラグーは、この獣を解体したときに嫌悪を覚えた、私の食欲を確かに回復させてくれた。伝統的な料理は、見知らぬものをなじみ深い風味で装うことによって、雑食動物のジレンマをうまく回避してくれるとロジンが書いていたのを私は思い出した。肉用の包み紙にきれいにくるんだ、見るからに美味しそうな肉のかたまりを二つ手に、私はアンジェロの工房をあとにした。

週の終わりには、材料はすべてそろった。チェリーを四・五リットルのバケツ一杯分とそら豆を収穫し、ロインのブライニング用の塩水を準備し、スープストックとパンの元種をつくり、干しアミガサタケを湯で戻した。大地の香りがするこの黒い戻し汁は、蒸し煮用の煮汁に入れることにした。

金曜日の夜、翌日のディナー当日の作業とスケジュールを書き出したとき、やらなければならないことがどれほどあるのか気がついた。さらに恐ろしいのは、そのほとんどがまったく未経験のことばかりという点だ。たとえば、天然酵母のパンを焼いたり、バケツ一杯分のチェリーの種をとったり、ギャレットをつくったり、ワイルドピッグを二種類の方法で調理したり。それから、オーブンを使う時間が合計何時間なのかも、このとき初めて計算した。すね肉を一三〇度のオーブンで蒸し煮にするには半日かかるから、そこにパンとギャレットをオーブンに入れる時間をどう詰め込めるのか見当がつかない。このディナーがさんざんな結果に終わる可能性や、とりわけ舌の肥えた面々――何人かはシェフなのだ――を招いたという事実も、それまではまったく頭になかった。そしてこのときやっと気づいた私は、すっかり怖じ気づいてしまった。
私が一体どんなことに手を出してしまったのか理解してもらうために、金曜日の夜、情報カードにしたためたスケジュールを書こう。

午前八時 ロインをブライニング（塩水漬け）する。そら豆をさやから出し、湯がいてから皮をむく（そら豆は自然界で最も手のかかる豆類だ。さやと皮の両方をむかなければいけない上、途中で湯がかなければならない）。
午前九時 パンの生地をつくる。一次発酵。
午前一〇時 すね肉を焼き色がつく程度に焼く。蒸し煮用の煮汁をつくる。
午前一〇時三〇分 チェリーの種を抜く。ギャレットの生地をつくり冷蔵庫に入れる。オーブンを一三〇度に温める。
午前一一時 すね肉をオーブンに入れる。そら豆の皮をむく。ガーリックをローストして、そら豆をピューレにする。
午後一二時 パンの生地をこねる。二次発酵。
午後一二時三〇分 アミガサタケの汚れを落とす。庭からハーブをとって刻む。アミガサタケをソテーする。
午後一時 庭からレタスをとって洗う。ビネグレットをつくる。

午後二時　パンの生地を再びこねて、大きくなるまでおく。グリルとティーポットの準備をし、飾りつけの花を切って、テーブルセッティングをする。

午後三時　ギャレットの生地を薄く伸ばしてから、形を整える。肉をオーブンからとり出し、パンを入れる温度にする（二三〇度）。パンに切れ目を入れて、オーブンに入れる。

午後三時四〇分　パンをオーブンからとり出し、ギャレットを入れる（二〇〇度）。

午後四時　ギャレットをオーブンからとり出し、肉を再び入れる（一三〇度）。

午後五時　グリルの火をおこす。胡椒をつぶす。

午後六時一五分　すね肉をオーブンからとり出し、しばらくおく。ロインの準備をする（ラードとニンニクとハーブを塗り、つぶした胡椒をまぶす）。ロインをグリルに置く。

午後七時　客が到着。ロインをグリルからおろし、しばらくおく。

これが土曜日のスケジュールだ。もちろん、実際はこのような秩序や粛々とした様子はまったく見られなかった。当日は、きつい労働と、足りない材料と、何かをこぼしたり鍋をひっくり返したりのアクシデント、予定外の買い物や苦しい迷い、怪しい見通しとの闘いが、次から次へと襲った。誰か手伝ってくれればと何度も痛切に思ったが、ジュディスとアイザックは一日中用事で出かけていた。夕方四時頃、一〇分間の昼休みをとったとき、私は自分に問いかけた。一体なぜ、こんなしち面倒くさい料理を一人でつくろうなどと思ったのか？

昼食にはプラスチック容器に入ったテイクアウト用のスシを買ってきた。ジャパニーズ・ファストフードだが、充分に美味しい。今日つくるディナーの味は、これとそう変わらないのではないか。一日（実際は数カ月）かけてつくりあげる、狂想劇のような、超スローフードのご馳走《ちそう》。本当に二種類の方法で肉を料理する必要があるのか。デザートは、ただチェリーを器に入れて出せばいいじゃないか。蒸し煮のスープストックには、缶入りのビーフストックを使えばいいじゃないか。それから袋入りのインスタントイーストを。一体なぜ、こんなとんでもなく手がかかることをしようと思ったのだろう。

スシを平らげながら、私はその答えをいくつか考えてみた。答えはいずれも、わかりにくいが大切な真実の一片を示してくれた。この食事は、私に狩猟採集を教えてくれた辛抱強く心優しきウェルギリウスたちに、感謝の気持ちを示す方法なのだ。そして、この料理にかけた考えや手間は、私の感謝の念をそのまま移しているのだ。

とれたてのビングチェリーを器に入れて出すのもいいが、それでギャレットをつくる方が――失敗しなければの話だが――もっと心のこもった行為なのだ。それは、できあいのメッセージ入りのホールマーク・グリーティングカードと手書きの手紙との違いにも似ている。シニカルな人なら、この種の野心的な料理はただのひけらかしにすぎないというかもしれない。要するに、私にはこのような料理をつくって、あなたを感服させる手立ても、教養も、時間もあるんですよという、一種の目立ちたがりではないかと。もちろんそれも一理あるかもしれないが、料理というものにはそれ以外のいろいろな意味がある。そしてそのひとつは、招待した客を尊ぶことにあるのだ。

さらに料理のもうひとつの意味は、あるいは意味となり得るのは、食べ物に感謝を捧げることにある。私たちの要求と欲求を満たすために犠牲になった動物や植物、菌類と、それらを生んでくれた場所と人々に。料理人には料理人流の食前の祈り方があるのだ。それが、私が肉を二種類の方法で調理し、アンジェロ手製のパテも出そうと思った理由なのかもしれない。私にとって、この獣を正当に扱うということは、なるべくその肉を無駄にせず、最大限に利用するということなのだ。よく考えて料理をするということは、その食材になった生き物と、その生き物と私たちとの関係を尊ぶことにある。

ある部位はグリルで焼き、ほかの部位は蒸し煮にする。私は、生肉を消化可能にするだけでなく、人間的な何かに変遷するために人間がつくりあげた、最も素朴な二つの方法を使ったのだ。火で直に焼くこと、そして液体と一緒に鍋で調理することという、この二つの方法は、獣の肉を私たちの口や体だけでなく意見にも合うものに必ず変えてくれる。しかも、獣に対しての少しずつ異なるアプローチを表す。後者はより文化度の高い調理法で、前者よりも、獣の、そしておそらく私たちの獣性の、より完成度の高い超越化あるいは昇華（どちらか好きな方をとればいい）なのだ。血はまったく残らないから、あるタイプの肉食者には適しているだろうが、私は両方の方法を試すのが、この獣に対しての礼儀だと考えた。

この日は、そのような変容がたくさん起きた長い一日だった。自然界からそのまま取り出したもの――肉のかたまり、野生のキノコの山、植物の葉や鞘、粉になった穀物の山――が、次々と新しい、多くは驚くべき姿をつくりあげた。パンの生地は魔法のように膨れあがってぱりっと仕上がり、干したキノコには命が戻る。肉は茶色くカラメル化し、消化不可能だった豆は柔らかく甘くなる。ハーブは触れたものをすべて変える。そしてこの何ということのないひとつひとつの部分が一緒になり、素晴らしく味の優れたものに完結することが約束されるのだ。

料理には繰り返しの段階があるから、思いをめぐらす余裕ができる。材料を乱切りや細切りや薄切りにする間、私は料理のリズムについて考えた。それは、キッチンで自然界のものの調和を壊して、新しい調和をつくりあげる過程だ。生の材料を、挽き、切り刻み、すりつぶし、細切りにし、あるいは溶かす。以前生きていたものを分解して、新しく、より洗練された形態に組み立て直す。考えてみればそのリズムは、途中で余分な段階を経る以外は、自然界の食を司るリズムと同じなのだ。

ある生き物が自らを維持するためには、ほかの生き物を噛み砕き消化して、その破壊を伴うのが必然的だ。レオン・カスは『飢えたる魂』で、これを食の偉大なる逆説と呼んでいる。「生き物は自らの命と形態を保つために、他者の命と形態を破壊しなければならない」と。その破壊という行動に恥の概念があるとすれば、それは人間だけが、たまに感じるものだ。けれども料理は、血や内臓の山を香りのいいサラミに変えるように、人間の破壊性から距離を置いてくれるだけではない。料理とは、私たちを自らの破壊性から象徴的に償い、カルマを清算してくれるのだ。見てごらん、こんなに素晴らしく美しいものに変わるのだ、と。食卓に美味しい料理を出すことは、それを食べて壊す最初のひと口の前に、命を犠牲にしてくれた数量から人間がつくり出す、素晴らしい形態を祝福する方法なのだ。

食卓で

さて、私の料理がこの食材にあがないをできるかどうかはまだわからなかったが、ディナーの時間が来た頃には、すべての準備は大体整っていた。ただひとつ、私自身以外は。急いで二階に駆け上って着替え、靴のひもを結び終わるか終わらないうちに、ドアのベルが鳴った。お客さまの到着だ。皆、宴にふさわしい手みやげを持って来てくれた。アンジェロは自家製のワインとパテを、スーは庭から切りたてのレモンバーベナのブーケを、アンソニーはカラフェに入った漆黒の自家製ノチーノを。ノチーノはイタリアの食後酒で、青い胡桃《くるみ》が原料だから、またもうひとつ森からこの宴への贈り物ということになる。

私の頭の中は料理のことでいっぱいだったので、客の顔ぶれについてはほとんど考えていなかった。顔合わせをよく考えずに招待してしまったが、皆、話が合うだろうか。何人かはこれまでにも会ったこともあるようだが、ほとんどは初対面同士で、共通点といえば、狩猟採集と私だけだ。けれども、ワイングラスを片手にリビングルームに落ち着くと、挨拶《あいさつ》や世間話のぎこちなさは、まもなくくつろいだ会話になった。そしてアンジェロお手製の極上のシラーも手伝って、会話はたゆみなく花を咲かせていった。そら豆のブルシェッタとワイルドピッグのパテは、確かな手応えを示す感嘆の声を得て、それをきっかけに話題はワイルドピッグ狩りへと移った。アンソニーは「いつか行ってみたいけれど、おそらく自分には動物は撃てないだろう」といい、「キャディー役でお供してもいいですか」とアンジェロに訊いていた。リビングルームに活気が満ち、もう安心だと感じてから、私はキッチンに引っ込み、パスタの準備を始めた。

数分もしないうちにアンジェロが私の横に来て、手伝おうかといってくれた。私が大あわてなのではと気づかってくれたのだろう。パスタ用の湯が沸騰するのを待つ間、私はアミガサタケの味見を頼んだ。

「うん、うまいけれど、もうちょっとバターを入れた方がいいかな」

バターを一本渡したところ、アンジェロは一本丸ごとフライパンに入れてしまった（そうか、プロはそんなに入れるのか！）。

できあがったパスタを皿に載せ、食卓に皆を呼んだ。キャンドルに火を灯し、グラスにワインを注ぐ。部屋はタイムとアミガサタケの香りでいっぱいになり、私は乾杯のグラスをあげた。本当はこの日、事前に紙に挨拶を書いておこうと思っていた。この食事の持つ意味と皆が果たしてくれた役割について考えをまとめたかったのだ。けれど、その時間はなかったので、シンプルにまとめることにした。食卓についた一人一人が、狩猟採集について私に何を教えてくれたのか、この食事にどう手を貸してくれたのか説明した。実際の料理こそ私がほとんどしたが、この食事は本当の意味で、ここにいる皆の協力のたまものなのだと。

まず最高のアンズタケの穴場を三つも教えてくれた、飛び抜けて寛大なスーについて（そのうちひとつはウエストマリンのある住宅の前にあった。住人はまったく知らないと思うが）。そしてある日の午後、失敗にこそ終わったが、スーと一緒にひどい雨のなかアンズタケ狩りをしたこと。それから、赤の他人――しかもまったくのど素人――の私をシエラ山脈に連れて行ってくれた、勇気あるアンソニー。そしてソノマに最初に行ったハンティングでリチャードと組んだときに、私が何も仕留められなかったこと。その経験から、狩猟では準備と酒を控えることが大切だと学んだこと。最後に、アンジェロから教わったありとあらゆること。キノコやワイルドピッグや、自然や料理や食の楽しさ、それからほかにも数え切れないほどのたくさんのこと――感情の海に溺れてしまわないうちに、私はグラスをあらためて上げ、さあどうぞ、と皆に勧めた。

本当は、これから食べる食事に対して、もっと深い意味での感謝の言葉も述べたかった。だが、ワイルドピッグやキノコや森や庭に感謝を捧げることは、野暮に聞こえたり、あるいは食欲を失わせたりすることにならないかと思ったのだ。私がいいたかったのはもちろん、感謝の祈りのような言葉だ。けれどもナイフやフォークが立てる楽しげな音の波間に、まるでヨットの帆のように会話がふくらみ、ハンティングからキノコの山からアワビ獲りの冒険まで方向転換をしながら進んでいくうちに、感謝の祈りはいらないのだとわかった。この食事自体が感謝の祈りそのものなのだ。私にとっては確かにそうだし、ほかの何人かにとっても、これは言葉に出さずに捧げる感謝なのだ。

この顔合わせと集まりの性質からもうおわかりかもしれないが、やはり会話のテーマは主に食についてだった。それは最近よく聞くような、レシピやレストランについての会話ではない。植物や動物やキノコについて、そしてそれらが棲《す》む場所についての会話だ。この狩猟採集者たちの会話は食卓から遠く離れ、その物語や料理の味から、私たちはソノマのオークの森、シエラ山脈の松林の焼け跡、サンフランシスコ湾岸部の悪臭を放つ塩水池、太平洋湾岸のつるつると滑る岩、バークレーの裏庭に思いを馳せた。物語のもととなったこの食事と同じように、この物語はこれらの場所すべてとそこに生きる（そして死んでいく）生き物を結びつけ、まるで儀式にも似たこの宴の皿の上に集めた。この食事はある意味で本当に、感謝祭やあるいは宗教と離れた過越《すぎこ》しの祭りのように、ひとつの儀式になったのだ。皿の上のすべてがまるで聖餐《せいさん》のように、別々の場所について、自然や地域のコミュニティについて語りかけている。そのテーマはしばしば神秘でもあるから、神聖なものについても。このような物語を持つ食事は、体だけでなく魂の糧になる。物語の糸が私たちをひとつの集まりとして一緒に編み込み、その集まりをさらに大きな、世界全体の織物に編み込んでくれるのだ。

これ以上難しいものに仕立て上げるつもりはない。結局のところ、これはただの食事なのだ。大変美味い食事だといってもかまわないだろう。けれども、会話と思い出と物語が、その風味をつくるマリネの役目を果たしたことは間違いない。言葉がわからなければ、この食事は半分も楽しむことができなかっただろう。

ワイルドピッグはどちらの調理法もとても美味かった。肉にはナッツ類にも似た甘みがあり、店で買う豚肉とはまったく違った。お代わりのために大皿をまわしたとき、柔らかなすね肉の蒸し煮の方がピンク色のロインよりも早くなくなったのに気づいた。蒸し煮の煮汁でつくったソースは、森そのものを思わせる目が覚めるようなコクがあり、大地の香りがした。アミガサタケのバターソテー（厳密にはバターのアミガサタケソテーかもしれない）は、燻《いぶ》したような、深い、肉にも似た味だったが、最初にもっと泥を落とした方がよかっただろう。それからギャレットはやや焼き過ぎだったが、チェリーが舌の上で夏を強く主張していて、誰もがきれいに平らげてしまった。

アンジェロは、パンが最高だと褒めてくれた。確かにこのパンは、皮が完璧でなかがふわっとしていて、独特の風味があった（サワードウのような酸味はなかった）。それはおそらく、この近所の酵母菌の味なのだろう。この食事は、ここにいる人たちと景観と動植物と私を知り合わせ、北カリフォルニアの自然と文化の両方に結びつけてくれたのだ。それ以前も以降も、ほかの何ものもしなかったようなやり方で。ある場所を知るために、食事はちょっとした方法なのだ。

運が良ければ、ディナーパーティーには、今晩はすべてつつがなくいくだろうとわかる瞬間がある。料理や招待客も、ぎこちなさやハプニングという浅瀬を乗り越え、もてなす側もようやくその夜のひとときという暖流に身を任せて、楽しむことができる瞬間だ。私にとってそれは、ワイルドピッグの皿が手から手に渡され、何人も喜んでお代わりをしたときだった。私はすっかりくつろぎ、会話と食事を心から楽しみ、そしてそのとき、少なくとも私にとっては、これは〝完璧な食事〟だと気がついたのだ。それが厳密に何を意味するのかわかりはじめたのは、少しあとのことだったが。

完璧な食事とは、すべて手づくりの食事をいうのだろうか。必ずしもそうではないし、実際、今夜のディナーはそうではなかった。確かに私は一日中（その週ほとんどずっと）キッチンに立っていたし、ほぼすべて手づくりで、材料にもお金をかけなかった。だが、この食事が完成したのは様々な人たちのおかげだった。その人たちが大体皆、この食卓に集まったということ、それは、本当にまれでかけがえのないことだ。それから、この食事ひとつひとつについての物語を、一人称で語れるということも。

もうひとつ大切なのは、この食事の完璧にも近い透明性だ。そして、この食事を世界に結びつける食物連鎖の短さとシンプルさだ。材料のうち、ラベルやバーコードや値札をつけられたものはまったくといっていいほどない。だが私は、それがどこから来たのか、その代償は何か、およそすべてを知りつくしている。私たちに糧を与えてくれたこの肉とキノコ。その糧となったオークと松の木を私はすぐに思い浮かべることができる。そして、この食事の真の意味での費用を私は知っている。どれぐらいの時間とエネルギーと命が犠牲になったのかも。

精神面で高くついた犠牲もあるが、この前産業的、前農耕的ともいえる食事が、この世界からほぼ何も奪わなくてすんだことに、私は安堵する。あのワイルドピッグの存在は、ほかのワイルドピッグにとって代わられ、あの森の命は、私たちが足を踏み入れて狩猟採集したあとにも、あまり変わらない。ビングチェリーだけでなく、この食事の大半は用益権のたまもので、それは法律の原理になるずっと前から、自然の摂理だったのだ。

完璧な食事というのは、すべての代価が支払われた食事なのかもしれない。それはいってみれば、何の借りもない状態だ。そのような食事をすることは、もはやほとんど不可能に近い。それだから、この食事はまったく現実的でも適用可能でもないと私は書いたのだ。けれども、つくるために一体何が必要だったのかという意識を持って食べる食事は、いわば一種の儀式として、ときどきはつくる価値があるのではないか。日頃は当然のように享受しているものの本当の価値を思い出すためだけであったとしても。

私が缶入りのスープストックを使わなかったのは、それが本来は缶ではなく、動物の骨からくるものだからだ。パンをふくらませる酵母菌は、本当は袋入りではなく、私たちが吸って吐き出すこの空気から来る。この食事が現実的というよりは儀式的だったのは、このような事実について語ってくれるからだ。雑食動物である人間に、森や野原や海や草原という自然界は、何と豊かなものを与えてくれていることだろう。このディナーに何か名前をつけるとしたら、それは〝雑食動物の感謝祭〟でなければならない。

これほど身体的にも、知的にも、感情的にも、高くつく食事をつくって食べるとき、私はあることを思い出さずにはいられない。それは、工業化した食べ物を食べるときに生じる、計算不可能なほどはるかに大きな借りだ。それは自分たちが何をしているのか、まったく意識せずに食べることだ。私がつくった並外れてスローなスローフード。マリン郡のマクドナルドで買い、時速九〇キロの車のなかで一〇分間で食べ終わった家族三人分一四ドルのファストフード。この二つの食事を比較すれば、ただものを食べるという同じ行為のために、ここまで別々のやり方をつくり出す、この世界の多面性に舌を巻くことになるだろう。

この二つの食事は、食の両極端に位置している。それは、人間を支えている世界への両極端のかかわり方だ。前者の食の喜びは、ほぼ完璧な知識に基づいており、後者のそれは、完璧な無知に基づいている。前者の多様性は、自然界の多様性、特に森の多様性をそのまま映し出し、後者のそれは、工業の巧妙さを正確に映し出している。とりわけ、トウモロコシの単一栽培という、ひとつの景観におけるたったひとつの植物種から、見かけばかりの多様性をつくり出す工業の力を。前者にかかる代価は高いが、そのひとつひとつは意識され、支払いも終わっている。それに比べて、後者の値段は一見お得に見えるが、本当の費用は含まれていない。その費用を払っているのは自然界であり、私たちの健康であり、財布であり、未来なのだ。

この二つの食事は、同じように非現実的で持続不可能だといえよう。それだから、まともな社会科学者ならこういった場合するように、変則的な例外値として切り捨ててしまえばいい。それは現実的な生活から外れたものなのだから。あるいは、純粋に儀式としてだけしまっておくのがいいかもしれない。自然界を利用するにはいろいろな方法があるという教訓を教えてくれる儀式として。マクドナルドに行くのは年に一回、感謝祭の逆のようなイベントにすればいい。私がつくったような食事を食べることもそうだ。膨大な時間をかけ、物語性にあふれた、過越しの祭りのように。

ファストフードがなければ、スローフードの必要もない。スローフードにまつわる物語を伝える利点もなくなるだろう。そうなれば、食事は——そう、本来の姿に戻るだろう。スローでもファストでもない、ただの食事に。この植物や、あの動物。ここや、そこに生えて育つもの。こういう方法や、ああいう方法で調理されるもの。数え切れないほどの世代にわたって、食には家族や文化といった揺らぐことのない背景があった。そして、食にかかわるもののひとつひとつに対する意識について、詳しく述べられる必要はなかった。それは、そのような意識が、しきたりや習慣、マナーやレシピという形で、上等の銀器のように大切にしまわれていたからだ。だがこの国では、そのような食の背景はほとんど姿を消してしまった。それだから、私はこの一度だけ、はじめからやってみなければと思ったのかもしれない。

私は毎日こういう食事をしたいとは思わない。スープストックの缶をあけて料理をしたいし、食卓では食事そのものについてではなく、たとえば政治や映画についての会話を楽しみたい。けれど、想像してみてほしい。私たちがいま食べているものは、一体何だろう。それはどこから、どうやって食卓まで来たのだろう。本当の意味で、どれぐらいのコストがかかっているのだろう。この何ということもない問いの答えを、いま再び、誰もが当たり前の事実として知っている日が来たら――。そのときには、それ以外のテーマについても、食卓で話すことができるだろう。何を食べていようと、わざわざ思い出す必要はなくなるのだ。食べ物は、工業ではなく自然の恵みから生まれたのだということを。そして、私たちが食べているのは、この自然界そのものだということを。

謝辞

本書のキッチンでは、たくさんの人が手を貸してくれた。

まず長年の友人で、『ニューヨーク・タイムズ・マガジン』誌の編集者ジェリー・マーゾラティ。五年前、同誌に食をテーマに何か書かないかと誘ってくれたのが彼だ。そのときは二人とも知る由もなかったが、彼はこの本につながる道を指し示していてくれたのだ。

本書に登場した農場主や狩猟採集者に特に感謝の意を表したい。アイオワのジョージ・ネイラー、バージニアのジョエル・サルトン、カリフォルニアのアンジェロ・ガロ。私にとってこの三人は、大地から食卓へ食べ物を追跡し、雑食動物のジレンマの世界を案内してくれた、食物連鎖のウェルギリウスだ。三人とも限りない時間と、知恵と、素晴らしい友情を与えてくれた。それから、アンソニー・タシネーロ、ベン・ベイリー、ボブ・キャロウ、リチャード・ハイルトン、ジャンピエール・ムーレ、スー・ムーア、デビッド・エバンスには、私のような青臭い素人を狩猟採集の世界にあたたかく迎えてくれたことに感謝する。

食と農について学ぶにあたり、私は様々な人にお世話になった。最も心優しくも強力な教師は、ジョーン・グッソウ、マリオン・ネスル、フレッド・カーシェンマン、アリス・ウォータース、トッド・ドーソン、ポール・ロジン、ウェス・ジャクソン、ウェンデル・ベリーである。また、ボブ・スコークロフト、アラン・ネーション、ケリー・ブラーネル、リカルド・サルバドール、カルロ・ペトリーニ、ジョー・ロビンソン、デビッド・アローラ、イグナシオ・チャペラ、ミゲル・アルティエリ、ピーター・ホフマン、ダン・バーバー、ドリュー・グッドマンとマイラ・グッドマン、ビル・ナイマン、ジーン・カーン、エリオット・コールマンにも、それぞれ情報を提供し、理解を助けてくれたことに感謝する。

ほかの形で手を貸してくれた人も少なくない。カリフォルニアでは、マイケル・シュワーズが厚意で原稿を読み、いつもタイミングのいい励ましと、役立つ提案をしてくれた。活字の世界を捨ててテレビの世界に移る前、彼がどんなに素晴らしい編集者だったか私は痛感することになった。カリフォルニア大学バークレー校では、ジャーナリズム大学院の教職員と学生、特にオーヴィル・シェル学部長が、執筆のために啓発的で頼もしいコミュニティをつくってくれた。古くからの友人で再び同僚となったマーク・ダナーは、相変わらず貴重な相談役となってくれた。私の食物連鎖の講義の受講生からは、この数年間、このテーマについて彼らが思っているよりはるかに多くのことを教わった。ポイントトレイス・ステーションのメサ・レフュージ（訳注：著作者専用の無料宿泊施設）は、大切な章の執筆・調査に完璧な環境を提供してくれた。ジョン・S&ジェイムズ・L・ナイト財団からは、調査に貴重なサポートを得た。

また、粘り強い調査と事実関係の確認をしてくれたチャド・ヒーターに特別に感謝の意を表す。そしてもちろん、サンフランシスコ湾で塩をとるという不毛な冒険につきあってくれたことにも。

ナサニエル・ジョンソン、フェリシア・メロ、エレーナ・コニスは、希望が消えたと観念しかけたとき、確認が難しかった事実を突き止めてくれた。私のアシスタントのジェイミー・グロスは本書に様々な形で貢献してくれたが、特にその優秀な調査力と事実関係を確認する腕に感謝している。

ニューヨーク方面では、私の新しい出版元ペンギンプレス社のライザ・ダーントン、ケイト・グリッグス、レイチェル・バード、サラ・ハトソン、トレイシー・ロックの素晴らしい仕事ぶりと応援に感謝する。ＩＣＭのリズ・ファレルにも感謝を述べたい。本書のもととなったいくつかの原稿が初出した『ニューヨーク・タイムズ・マガジン』誌からは、ポール・タフ、アレックス・スター、アダム・モスとダン・ザレウスキ（他誌に移る前）の見事な編集の恩恵を被った。

忠誠心や継続性が見られる業界とはいえない出版業界で、私は幸運にも一貫した編集者とエージェントを得ている。本書は、出版社こそ別々の三社だが、アン・ゴドフが編集を担当してくれた四冊目である。彼女以外の誰かと仕事をすることは、私にはいまのところ想像できない。それだからおそらく私は彼女をマンハッタンで追いかけ続けているのだろう。彼女の精神面、知識面、心情面、経済面でのサポートは本書を生んだ大きな要素だ。また本書は、やはりアマンダ・アーバンがエージェントを務めてくれた四冊目の本である。私を支え、適確に導いてくれるために彼女がこなす仕事の数々のすべてをエージェントというひと言だけでは到底現すことはできないだろう。

継続性ということでいえば、本書はマーク・エドマンドソンに頼んで原稿を読みコメントをもらったやはり四冊目の本である。いつも変わらず、彼の編集・文筆的判断はなくてはならぬ存在だ。今回彼は（そして彼の家族も）本書に登場する食事のひとつに参加するという方法でも貢献してくれた。リズとウィリーとマシュー、勇気と、食欲と、あたたかいもてなしをありがとう。

けれども本書をつくりあげた敢闘賞は、妻のジュディスに授与されるべきだろう。ジュディスは本書のブックエンドとなった二つの食事——マクドナルドのチーズバーガーとワイルドピッグ——を一緒に食べてくれた。そしてそれだけでなく、ほかにもたくさんの時間を共有してくれた。本というのは、ときには何年も、つきあいにくい家族の一員となるものだが、ジュディスはこの本に忍耐と理解とユーモアを持って接してくれた。そして本書自体にとってはるかに重要だったのは、彼女のチェック作業だ。私が初めて著作を出したときから、ジュディスは私の大切な最初の読者だ。そしてほかの誰よりも、私は書き物に対する彼女の勘を頼りにしている。

そして最後に、もう幼いとはいえない息子のアイザック。本書は、アイザックが初めて手伝える年齢に達し、興味を持ってくれたものだった。アイザックの食べ物へのアプローチは——彼は誰よりも好き嫌いが激しいのだ——雑食動物のジレンマについて多くのことを教えてくれた。なかなかうまいアイディアを出してくれたこと。夕食の食卓で、ひらめきを与えてくれるような話をしてくれたこと。あまり仕事がはかどらない日には、父親の私をこの上なく和やかな気持ちにさせてくれたこと。ワイルドピッグは食べてくれなかったが、アイザックの本書への貢献は、本人が考えているよりもはるかにかけがえのないものだった。ありがとう。

訳者あとがき

いったい、何を食べればいいのだろうか。

アメリカに住んで一三年になる訳者は、本書を訳し終えたとき、この国の食の実態に驚き、それまでの食生活を思い返して青ざめ、スーパーマーケットで途方に暮れた。

アメリカには多種多様な人種が住み、生活習慣も多岐にわたる。第一世代の移住者は、祖国の習慣や食生活をある程度保持しながら、アメリカ式も適宜取り入れている者が大半である。一方、二世代目以降の、ごく典型的なアメリカ人を見てみると、日々の生活から食の大切さが失われているケースが多いようだ。彼らにとって食事はプライオリティではない。安い、早い、簡単、がモットーで、とりわけ子供の食事ごときに金や時間をかけるなどもってのほか。火を使った料理をまったくせず、毎日冷凍食品を電子レンジで温めて食べている家庭も少なくない。アメリカにはキッチンがぴかぴかの家庭が多く、何と掃除が行き届いていることかとはじめは感心したのだが、何のことはない、料理をしないから汚れないだけの話なのだ。

朝は着色料・添加物・高果糖コーンシロップまみれのシリアル。昼はスライスハムやチーズやレタスをパンに挟んでできあがりのサンドイッチに、ポテトチップス。夜は加工・冷凍食品と、大きなバケツのような容器に入ったできあいのポテトサラダに、再びポテトチップス（ポテトは野菜だからという理屈らしい）。アメリカ人の一日の食事は、たとえばこんな感じなのである。おまけに昼も夜も、かならずデザートと称して大量のクッキーやアイスクリーム、ブラウニーなどがついてくる。飲み物は清涼飲料が定番の家庭も珍しくない。食事をマクドナルドなどのファストフードですませる家族も多く、子供が学校に持って行く弁当も、ひどく貧相な代物である。

どうしても野菜がほしければ、冷凍カット野菜を電子レンジで温めるか、洗浄・カット済みでドレッシング付きのサラダパックを買えばいい。朝ご飯に卵やベーコンが食べたければ、電子レンジで調理するための専用容器もある。多くのアメリカ人にとって、野菜を洗って切ったり、肉を切って炒めたりすることは、とんでもない大仕事なのだ。生の食材を使うという経験に乏しいため、トウモロコシの皮のむき方や、インゲンという野菜自体を知らなかった人も訳者のまわりにはいる。加工・冷凍食品やファストフードという素晴らしい文明の利器があるのに、わざわざ好きこのんで料理などする必要がどこにあるというのか。

こういった環境にいると、生の食材を買い、小一時間もかけてわざわざ料理をするのがばからしくなってくる。たとえばきんぴらごぼうをつくるのに、人参とごぼうを買って皮をむき千切りにするよりは、日系スーパーにある冷凍ごぼう人参ミックスを使えば手間が省けるではないか。あるいは晩ご飯に餃子が食べたいとしよう。野菜をみじん切りにしてひき肉と練り混ぜたタネを餃子の皮に包んでいく――考えるだけで面倒だし、冷凍の餃子だってそう悪くないから、今日は冷凍餃子にしてしまおう。特に忙しい日なら、スーパーで売っているできあいの総菜ですませてしまおう。人間というのは基本的に、楽な道があればそちらに流れてしまう怠惰な動物だということを、訳者は残念ながら身を持って体験している。

食品の加工・冷凍技術という便利さを手に入れて、進化したつもりで得意になっている私たちは、映画『WALL・E／ウォーリー』で描かれた人間のように、実は逆に退化の一途をたどっているのではないか。Ⅱ型糖尿病や肥満人口の増加は、あるいは一種の自然淘汰なのではないか。

一方で、アメリカには環境・グルメ嗜好《しこう》や菜食主義などから食にきめ細やかなこだわりを持つ人たちも少なくない。経済層・知識層の二極化がいわれて久しいこの国では、食に関しても二極化が進んでいるようだ。二〇〇六年に出版されて以来、本書が売り上げ上位にランクし続けているのは、アメリカの食を憂える人も確かに多くいるのだという心強い証拠であろう。

本書出版後の米国内の動きを少し追ってみよう。二〇〇九年、カリフォルニア州では全米に先駆けて主にファストフード店やファミリーレストランを対象に、メニューの栄養情報表記が法制化された。同じく二〇〇九年から訳者の住むカリフォルニア州モントレーのホールフーズ店の精肉売場には、牧草育ちの牛肉が登場している（ただし隣のオレゴン州の牧場から運ばれてくる牛肉だそうで、持続可能にはほど遠い、とジョエル・サルトンなら一蹴するだろうが）。また、本書にインスピレーションを受けた映画『キング・コーン』や、著者も製作にかかわった *Food, Inc.* など、食の実態に迫るドキュメンタリー映画が製作・公開され、著者の最新作 *In Defense of Food*（邦訳『ヘルシーな加工食品はかなりヤバい』）も引き続きベストセラーになっている。テレビや街角で、ヘルシーな食生活や地産地消を呼びかける広告も見られるようになった。アメリカの食改革は、確かに始まっているのだ。

著者マイケル・ポーランは、本書発売後、アメリカの食改革のリーダー的存在となりマスコミにも頻繁に登場し、全米各地で精力的に講演活動を続けている。二〇〇七年、カリフォルニア大学サンディエゴ校のフォーラムシリーズで講演したときには、次のように紹介されている。

「『雑食動物のジレンマ』は、まさに社会を変える一冊で、読み終えたときには、著者と一緒に食物連鎖をたどる長い旅をしてきたような気分になることだろう。著者は、科学者の姿勢、恋人の情熱、ロマンチストの郷愁、旅人の好奇心、教師の取り組み、冒険家の勇気、活動家の怒りを備え、何よりも言葉紡ぎの名人である」

さらに本書は、著者、ネイラー、ジョエル、アンジェロが案内役となって、トウモロコシ農場、田園、森へと導いてくれる、三幕構成の壮大な劇のようでもある。ときに難解だが、それゆえ読者の知識欲をくすぐる知的で饒舌《じょうぜつ》な語り口。執拗《しつよう》なまでの飽くなき探求心。徹底的なジャーナリスト魂。現代の食に警鐘を鳴らし、食改革を推し進めた分水嶺《ぶんすいれい》として、本書は不朽のバイブルとなるであろう。

そしていうまでもなく、本書で綴《つづ》られた内容は決して対岸の火事ではない。日本でも便利な加工・冷凍食品はスーパーやコンビニエンスストアを席巻し、高果糖コーンシロップはブドウ糖果糖液糖として幅広く使われているのだから。さらに「農林水産省輸出入概況」によれば、日本のトウモロコシの九八・七％は、アメリカから輸入されているのだ（二〇〇八年、金額ベース）。

いま私たち日本人にとって憂えるべきことは、古き良き日本の家庭にあった〝完璧な食事〟が消えつつあることではないだろうか。すぐれた食文化を育み、世界に誇れる健康食ジャパニーズ・フードの国であるはずの日本でさえ、最近は肥満と糖尿病が社会問題になっている。まさにこれもひとつのパラドックスであろう。私たちが口にし、家族に食べさせているものは、実は何からできていて、どこからやって来たのか。そのことにいま一度関心を持つとともに、本書の最後に描かれているように、食べ物への感謝、そして食事を心して楽しむという習慣を取り戻すべきなのではないだろうか。

最後に、翻訳作業にあたりご協力いただいた多くの方、特に、このような素晴らしい本の翻訳の機会を与えてくださった東洋経済新報社、株式会社トランネット、チェック作業を担当された後藤泰子氏に心から感謝申し上げたい。そして、食品の原材料ラベルを熟読するのが趣味になってしまったわが家族の支えとなってくれた本書に、あらためて感謝したい。この本が、一人でも多くの方にとって食を見つめ直すきっかけとなれば、訳者として本望である。

二〇〇九年九月

ラッセル秀子

McGee, Harold. *On Food and Cooking: The Science and Lore of the Kitchen*. New York: Charles Scribner, 2004（香西みどり監訳『マギーキッチンサイエンス――食材から食卓まで』共立出版、2008年）.
Waters, Alice. *The Chez Panisse Café Cookbook*. New York: Morrow, 1999. ギャレット生地のレシピは227ページにある。

Press, 1998.

第19章　採　集——キノコ

■菌類の王国についての知識は、実際に外で一緒に過ごしたイグナシオ・チャペラとデビッド・アローラ、そしてキノコ狩りをともにしたアンソニー・タシネーロ、ベン・ベイリー、スー・ムーア、アンジェロ・ガロらと過ごした時間から多くを得た。下記の文献も大変役に立った。

Arora, David. *Mushrooms Demystified.* Berkeley: Ten Speed Press, 1986.

Hudler, George W. *Magical Mushrooms, Mischievous Molds.* Princeton: Princeton University Press, 2000.

Krieger, Louis C. C. *The Mushroom Handbook.* New York: Dover Publications, 1967.

Lincoff, Gary H. *National Audubon Society Field Guide to North American Mushrooms.* New York: Alfred A. Knopf, 2003.

McKenna, Terence. *Food of the Gods: The Search for the Original Tree of Knowledge.* New York: Bantam, 1993（小山田義文・中村功訳『神々の糧（ドラッグ）——太古の知恵の木を求めて』第三書館、2003年）.

Rommelmann, Nancy. "The Great Alaskan Morel Rush of '05," *Los Angeles Times Magazine,* July 10, 2005.

Schaechter, Elio. *In the Company of Mushrooms: A Biologist's Tale.* Cambridge, MA: Harvard University Press, 1998.

Stamets, Paul. *Growing Gourmet and Medicinal Mushrooms.* Berkeley: Ten Speed Press, 2000,

———. *Mycelium Running: How Mushrooms Can Help Save the World.* Berkeley: Ten Speed Press, 2005.

Treisman, Ann. "Features and Objects in Visual Processing," *Scientific American,* Vol. 254, No. 11, November 1986, pp. 114-25. この著者は人間の視覚処理能力におけるポップアウト効果の概念をつくった心理研究学者。

Weil, Andrew. *The Marriage of the Sun and Moon: Dispatches from the Frontiers of Consciousness.* Boston: Houghton Mifflin, 2004. 第７章から第９章を参照のこと。引用は第８章からとった。

第20章　完璧な食事

Brillat-Savarin, Jean-Anthelme. *The Physiology of Taste.* trans. by Anne Drayton, London: Penguin, 1994（関根秀雄訳『美味礼賛』白水社、1996年）.

Leader, Daniel, and Judith Blahnik. *Bread Alone: Bold Fresh Loaves from Your Own Hands.* New York: Morrow, 1993. 野生の酵母菌を集めて天然酵母パンをつくる方法は第13章を参照のこと。天然酵母パンのつくり方についてはロビー・バーネットからも教示を受けた。

Flannery, Tim. *The Eternal Frontier: An Ecological History of North America and Its Peoples.* New York: Atlantic Monthly Press, 2001. バイソンがアメリカ先住民の狩猟というプレッシャーのもとでどのように進化したかについては、223～229ページにある。引用は227ページ。

Regan, Tom. *The Case for Animal Rights.* Berkeley: University of California Press, 1983.

———, and Peter Singer, eds. *Animal Rights and Human Obligations.* Englewood Cliffs, NJ: Prentice Hall, 1989.

Scully, Matthew. *Dominion: The Power of Man, the Suffering of Animals, and the Call to Mercy.* New York: St. Martin's Press, 2002. 動物の権利の擁護と、工業的畜産の右翼的な告発。

Singer, Peter. *Animal Liberation.* New York: Ecco, 2002（戸田清訳『動物の解放』技術と人間、2002年）.

———. *Practical Ethics.* Cambridge, U.K.: Cambridge University Press, 1999（山内友三郎・塚崎智監訳『実践の倫理』昭和堂、1999年）.

———, ed. *In Defense of Animals.* New York: Basil Blackwell, 1985（戸田清訳『動物の権利』技術と人間、1986年）.

Thomas, Keith. *Man and the Natural World: A History of the Modern Sensibility.* New York: Pantheon, 1983（山内昶監訳『人間と自然界——近代イギリスにおける自然観の変遷』法政大学出版局、1989年）.

Williams, Joy. *Ill Nature: Rants and Reflections on Humanity and Other Animals.* New York: Vintage, 2001.

Wise, Steven M. *Drawing the Line: Science and the Case for Animal Rights.* Cambridge, MA: Perseus, 2002.

第18章　狩　猟——肉

Nelson, Richard. *The Island Within.* New York: Vintage, 1991（星川淳訳『内なる島——ワタリガラスの贈りもの』めるくまーる、1999年）. 鹿の贈りものの章は、狩猟の最も優れた説明のひとつである。

Ortega y Gasset, José. *Meditations on Hunting.* trans. by Howard B. Westcott, New York: Scribner's, 1972（西沢龍生訳『狩猟の哲学』吉夏社、2001年）. 見事で優れた、やや狂気にも近い一冊。私の狩猟に対する考えは、オルテガに負うところが多い。

Shepard, Paul. *Coming Home to the Pleistocene.* Washington, D.C.: Island Press, 1998.

———. *Nature and Madness.* Athens, GA: University of Georgia Press, 1998. オルテガの跡を継いで、シェパードの著作は旧石器時代の文化と心理に新鮮な再評価を提示している。

———. *The Tender Carnivore and the Sacred Game.* Athens, GA: University of Georgia

Rozin, Paul, et al. "Attitudes to Food and the Role of Food in Life: Comparisons of Flemish Belgian, France, Japan and the United States," *Appetite*, 1999.

———, et al. "The Borders of the Self: Contamination Sensitivity and Potency of the Mouth, Other Apertures and Body Parts," *Journal of Research in Personality*, Vol. 29, 1995, pp. 318-40.

———, et al. "The Cultural Evolution of Disgust," in *Food Preferences and Taste: Continuity and Change*. ed. by H. M. Macbeth, Oxford: Berghahn, 1997.

———, et al. "Disgust," in *Handbook of Emotions*, 2nd ed. eds. by Lewis M., and J. Haviland, New York: Guilford, 1999.

———, et al. "Lay American Conceptions of Nutrition: Dose Insensitivity, Categorical Thinking, Contagion, and the Monotonic Mind," *Health Psychology*, Vol. 15, 1996, pp. 438-47.

———, and A. E. Fallon. "A Perspective on Disgust," *Psychological Review*, Vol. 94, No. 1, 1987, pp. 23-41.

———, and J. Schulkin. "Food Selection," in *Handbook of Behavioral Neurobiology, Food and Water Intake*, Vol. 10. ed. by E. M. Stricker, New York: Plenum, 1990, pp. 297-328.

Wrangham, Richard, et al. "The Raw and the Stolen: Cooking and the Ecology of Human Origins," *Current Anthropology*, Vol. 40, No. 5, December 1999. 同著者は本論文などで、調理が人間を人間らしくさせているのだという説得力のある主張をしている。

第17章　動物を食べることの倫理

Berger, John. *About Looking*. New York: Vintage International, 1991（笠原美智子訳『見るということ』筑摩書房、2005年）.

Budiansky, Stephen. *The Covenant of the Wild: Why Animals Choose Domestication*. New York: William Morrow & Co., 1992. 家畜化の発展に関する貴重な一冊。

———. *If a Lion Could Talk: Animal Intelligence and the Evolution of Consciousness*. New York: The Free Press, 1998.

Coetzee, J. M. *The Lives of Animals*. Princeton: Princeton University Press, 1999（森祐希子・尾関周二訳『動物のいのち』大月書店、2003年）.

Dennett, Daniel C. *Kinds of Minds: Toward an Understanding of Consciousness*. New York: Basic Books, 1996（土屋俊訳『心はどこにあるのか』草思社、1997年）.

Ehrenfeld, David. *Beginning Again: People and Nature in the New Millenium*. New York: Oxford University Press, 1995.

Ovid. *Metamorphoses*. trans. by A. D. Melville, Oxford: Oxford University Press, 1998（中村善也訳『オウィディウス変身物語（上・下）』岩波書店、1981年、1984年）.

Press, 2003.
Budiansky, Stephen. *The Covenant of the Wild: Why Animals Chose Domestication*. New Haven: Yale University Press, 1999. 狩猟についてのソローの引用は157ページ。
Leopold, Aldo. *A Sand County Almanac*. New York: Ballantine, 1986（新島義昭訳『野生のうたが聞こえる』講談社、1997年）. 引用した文は177ページ。
Nelson, Davia, and Nikki Silva. *Hidden Kitchens: Stories, Recipes, and More from NPR's The Kitchen Sisters*. New York: Rodale, 2005. 特に172～189ページのアンジェロ・ガロについての章を参照のこと。

第16章　雑食動物のジレンマ

Allport, Susan. *The Primal Feast: Food, Sex, Foraging, and Love*. Lincon, NE: Writers Club Press, 2003.
Fernández-Armesto, Felipe. *Near a Thousand Tables: A History of Food*. New York: The Free Press, 2002.
Harris, Marvin. *The Sacred Cow and the Abominable Pig: Riddles of Food and Culture*. New York: Simon & Schuster, 1987（板橋作美訳『食と文化の謎』岩波書店、2001年）.
Kass, Leon. *The Hungry Soul*. New York: The Free Press, 1994（工藤政司・小澤喬訳『飢えたる魂——食の哲学』法政大学出版局、2002年）.
Katz, Solomon H. "Food and Biocultural Evolution: A Model for the Investigation of Modern Nutritional Problems," in *Nutritional Anthropology*. ed. by Francis E. Johnston, New York: Alan R. Liss, 1987, pp. 41-63.
Lévi-Strauss, Claude. *The Origin of Table Manners: Introduction to a Science of Mythology*, Vol. 3. trans. by John and Doreen Weightman, New York: Harper & Row, 1978（渡辺公三・榎本譲・福田素子・小林真紀子訳『食卓作法の起源（神話論理３）』みすず書房、2007年）.
———. *The Raw and the Cooked: Introduction to a Science of Mythology*, Vol. 1. trans. by John and Doreen Weightman, Chicago: University of Chicago Press, 1983（早水洋太郎訳『生のものと火を通したもの（神話論理１）』みすず書房、2006年）.
Mooallem, Jon. "The Last Supper: Living by One-handed Food Alone," *Harper's*, July 2005. アメリカの食事の19%が車のなかで食べられているという数字は同書から引用。
Pinker, Steven. *How the Mind Works*. New York: W.W. Norton, 1997（椋田直子・山下篤子訳『心の仕組み——人間関係にどう関わるか（上・中・下）』日本放送出版協会、2003年）. 狩猟採集、視覚、認知的ニッチ、嫌悪感の進化についての貴重な一冊。直感的な微生物学については、原書383ページにある。
Pollan, Michael. "Our National Eating Disorder," *New York Times Magazine*, October 17, 2004.

Pollan, Michael. "Cruising on the Ark of Taste," *Mother Jones*. May 2003. スローフードの政治運動についてのエッセイ。

Porter, Michael E. *The Competitive Advantage of Nations*. New York: The Free Press, 1990（土岐坤訳・小野寺武夫・中辻萬治・戸成富美子訳『国の競争優位（上・下）』ダイヤモンド社、1992年）.

第14章　食　事——牧草育ち

■牧草育ちの肉、牛乳、卵の健康上の利点については、http://www.eatwild.com を参照のこと。

Brillat-Savarin, Jean-Anthelme. *The Physiology of Taste*. trans. by Anne Drayton, London: Penguin, 1994（関根秀雄訳『美味礼賛』白水社、1996年）.

Child, Julia. *Mastering the Art of French Cooking*. New York: Alfred A. Knopf, 2001.

McGee, Harold. *On Food and Cooking: The Science and Lore of the Kitchen*. New York: Charles Scribner, 2004（香西みどり監訳『マギーキッチンサイエンス——食材から食卓まで』共立出版、2008年）.

Robinson, Jo. *Pasture Perfect: The Far-Reaching Benefits of Choosing Meat, Eggs, and Dairy from Grass-Fed Animals*. Vashon, WA: Vashon Island Press, 2004.

———. *Why Grassfed Is Best! The Surprising Benefits of Grassfed Meat, Eggs, and Dairy Products*. Vashon, WA: Vashon Island Press , 2000.

■食べ物におけるオメガ3脂肪酸やその他の脂肪の役割に関する最近の研究については、2004年の国際脂肪酸・脂質学会議（http://www.issfal.org.uk）の集録を参照のこと。オメガ3脂肪酸の利点については、下記の研究から引用した。

de Groot, R. H. M., et al. *Correlation between Plasma (N-3) Fatty Acid Levels and Cognitive Performance in Women*. Report. Department of Psychiatry and Neuropsychology, Nutrition and Toxicology Research Institute Maastricht. Maastricht University, The Netherlands, 2004.

Kelley, R. L., et al. *Effect of Dietary Fish Oil on Puppy Trainability.* Report. The Iams Company Technical Centre. Lewisburg, OH: 2004.

Smuts, C. M., et al. *The Effect of Omega-3 Rich Spread on the Cognitive Function of Learners 6-9 Years Old from a Low Socio-Economic Community*. Nutritional Intervention Research Unit, MRC. Report. Parow Valley, Stellenbosch, South Africa, 2004.

第3部　森　　林——私の食物連鎖

第15章　狩猟採集者

Allport, Susan. *The Primal Feast: Food, Sex, Foraging, and Love*. Lincoln, NE: Writers Club

grandin.com）を参照のこと。

第13章　市　場——バーコードのない世界から

■各地域の肉、卵、家禽、牛乳の小規模生産者については、ウェブサイト http://www.eatwellguide.org および http://www.eatwild.comを参照のこと。スローフードUSAのウェブサイトは、http://www.slowfood.com である。

Berry, Wendell. *Citizenship Papers.* Washington, D.C.: Shoemaker & Hoard, 2003. 特に "The Total Economy"（63〜76ページ）および "The Whole Horse"（113〜126ページ）を参照のこと。本章のベリーの引用はここからとった。

Blank, Steven. *The End of Agriculture in the American Portfolio.* Westport, CT: Quorum Books, 1998.

Fallon, Sally. *Nourishing Traditions.* Washington, D.C.: New Trends Publishing, 2001. 著者はウェストン・A・プライス協会（http://www.westonaprice.org）の会長である。

Fernald, Anya, et al. *A World of Presidia: Food, Culture, and Community.* Bra, Italy: Slow Food Editore, 2004.

Gussow, Joan Dye. *This Organic Life: Confessions of a Suburban Homesteader.* White River Junction, VT: Chelsea Green Publishing, 2001.

Halweil, Brian. *Eat Here: Reclaiming Homegrown Pleasures in a Global Supermarket.* New York: W.W. Norton, 2004.

———. *Home Grown: The Case for Local Food in a Global Market.* Washington, D.C.: Worldwatch Institute, 2002.

Kloppenberg, J., Jr., et al. "Coming into the Foodshed," *Agriculture and Human Values,* Vol. 13, No. 3, 1996, pp. 33-41. フードシェッド（食物界）という言葉が最初に使われたのはこの論文らしい。「フードシェッド（食物が場所に流れてくるイメージを引き出す言葉）の概念は、現在のシステムが地域や環境を無力にし、破壊する性質に対しての議論と行動を推進するためにつくられた」

Lyson, Thomas A. *Civic Agriculture: Reconnecting Farm, Food, and Community.* Medford, MA: Tufts University Press, 2004.

McKibben, Bill. "Small World: Why One Town Stays Unplugged," *Harper's,* Vol. 307, No. 1843, December 2003, pp. 46-54.

Nabhan, Gary Paul. *Coming Home to Eat: The Pleasures and Politics of Local Foods.* New York: W.W. Norton, 2001.

Norberg-Hodge, Helena, et al. *Bringing the Food Economy Home: Local Alternatives to Global Agribusiness.* London: Zed Books, 2002.

Petrini, Carlo, ed. *Slow Food: Collected Thoughts on Taste, Tradition, and the Honest Pleasures of Food.* White River Junction, VT: Chelsea Green Publishing, 2001. スローフードUSAのウェブサイトにある同著者のスピーチも参照のこと。

Harvey, Graham. *The Forgiveness of Nature: The Story of Grass.* London: Jonathan Cape/Random House, 2001.
Hawken, Paul, Amory Lovins, and L. Hunter Lovins. *Natural Capitalism.* New York: Bay Books, 2000（佐和隆光監訳『自然資本の経済――「成長の限界」を突破する新産業革命』日本経済新聞社、2001年）. ランド・インスティテュートのプロジェクトに関する優れた説明。
Jackson, Wes, et al., eds. *Meeting the Expectations of the Land: Essays in Sustainable Agriculture and Stewardship.* San Francisco: North Point Press, 1984.
————. *New Roots for Agriculture.* Lincoln, NE: University of Nebraska Press, 1985.
Judy, Greg. *No Risk Ranching: Custom Grazing on Leased Land.* Ridgeland, MS: Green Park Press, 2003.
Logsdon, Gene. *All Flesh Is Grass: The Pleasures and Promises of Pasture Farming.* Athens, OH: Swallow Press/Ohio University, 2004.
Nation, Allan. *Knowledge Rich Ranching.* Ridgeland, MS: Green Park Press, 2002.
Savory, Allan. *Holistic Management: A New Framework for Decision Making.* Washington, D.C.: Island Press, 1999. この著者は乾燥した草地を回復するために輪換放牧を使ったパイオニア的存在であり、生態系の健康における放牧の役割についての環境保護主義者の意見を変えさせている。
The Stockman Grass Farmer, published monthly.
Voisin, André. *Grass Productivity.* Washington, D.C.: Island Press, 1989.

第11章　動　物――複雑性の実践

■複合栽培の利点についての詳細は、*Permaculture* (http://www.permaculture.co.uk)、*Permaculture Activist* (http://www.permacultureactivist.net)、およびビル・モリソンの著作を参照のこと。また、下記も参照のこと。
Furuno, Takao. *The Power of Duck: Integrated Rice and Duck Farming.* Tasmania, Australia: Tagari Publications, 2001. 複合栽培のほかの伝統の例。著者である古野隆雄は日本のジョエル・サルトンである。
Imhoff, Dan. *Farming with the Wild: Enhancing Biodiversity on Farms and Ranches.* San Francisco: Sierra Club Books, 2003.
Rosset, Peter. *The Multiple Functions and Benefits of Small Farm Agriculture.* Oakland: Food First, 1999.

第12章　自家処理――ガラス張りの処理場

■ジョエルは、鶏の処理方法と処理後のゴミを堆肥にする方法を*Pastured Poultry Profit$.* Swoope, VA: Polyface, 1996の第15～16章で説明している。人道的な処理やその他の処理方法については、テンプル・グランディンのウェブサイト（http://www.

われた。ピメンタルの出した数字は高いと批判されることもあり、それはトラクターなどを生産するのに必要な化石燃料も含まれる総エネルギーの数字だからである。けれども彼のデータは最も包括的であり、具体的にある数字が議論の対象になったときは、やや控えめな数字か範囲を私は使う。農業におけるエネルギー論については下記も参照のこと。

Carlsson-Kanyama, Annika, and Mireille Faist. *Energy Use in the Food Sector: A Data Survey*. AFN-report 291. Swedish Environmental Protection Agency: Stockholm, Sweden, 2000.

Heller, Martin C., and Gregory A. Keoleian. *Life Cycle-Based Sustainability Indicators for Assessment of the U.S. Food System*. Report No. CSS00-04, Center for Sustainable Systems, University of Michigan, 2000. 本書で書いたアメリカの食体系に使われるエネルギー消費量（２割）とその量の一部（２割）が農業（包装・冷却・運輸以外）に使われるという数字は、同論文によるものである。

Livingston, Peter. "A Comparison of Economic Viability and Measured Energy Required for Conventional, Low Input, and Organic Farming Systems Over a Rotational Period," Unpublished Thesis. California State University, Chico, CA, 1995.

Lovins, Amory, L. Hunter Lovins, and Marty Bender. "Agriculture and Energy," *Encyclopedia of Energy Technology and the Environment*. New York: John Wiley & Sons, 1995.

Pimentel, David, ed. *Handbook of Energy Utilization in Agriculture*. Boca Raton, FL: CRC Press, 1980.

Pimentel, David, and Marcia Pimentel, eds. *Food, Energy, and Society*. Niwot, CO: University Press of Colorado, 1996.

Pimentel, David, et al. "Environmental, Energetic, and Economic Comparisons of Organic and Conventional Farming Systems," *BioScience*, Vol. 55, No. 7, July 2005, pp. 573-82. 有機農産物生産に使用されるエネルギーの節約（30%）については、この論文から来ている。ただしこの著者も書いているように、農場や近くでつくられたものではない肥沃性を使用する場合は、この節約分はたちまち消えてしまう。

Tourte, Laura, et al. "Sample Costs to Produce Organic Leaf Lettuce," University of California Cooperative Extension, 2004.

第10章　草——牧草地を見る13の方法

Benyus, Janine M. *Biomimicry: Innovation Inspired by Nature*. New York: Perennial, 2002. ランド・インスティテュートの農作物の多年草化プロジェクトについての優れた説明。

Eisenberg, Evan. *The Ecology of Eden*. New York: Knopf, 1998.

Farb, Peter. *Living Earth*. New York: Pyramid Publications, 1959（石弘之・見角鋭二訳『土は生きている』蒼樹書房、1976年）.

Lewis, W. J., et al. "A Total System Approach to Sustainable Pest Management," *The Proceedings of the National Academy of Sciences*, Vol. 84, 1997.

Manning, Richard. *Commodities, Consensus and Conservation*. April 2001. 同書は先物農産物を生産する農業についての研究であり、著者は農業の環境に対する影響と健康な土壌の重要性について、プラトンの次の言葉を引用している（2ページ）。

かつての豊饒な土地の残骸は、いまでは病人の骸骨のようである。……以前、山の多くは耕作に適していた。かつて豊かな土壌にあふれていた平野は、いまは沼になっている。森林に覆われ、牧草にあふれていた丘陵は、もはやハチの餌しかつくらなくなってしまった。土壌を肥やしていた毎年の雨は、いまは枯れた地から海に流出し、失われる。土壌は深く、肥沃な土は水を吸収して保ち、丘陵にしみ込んだ水は泉となり、川の流れとなってあらゆる場所を潤していた。だが、かつて泉があった場所にはいま、うち捨てられた神殿が残り、この地の描写が正しいことを示している。

Marx, Leo. *The Machine in the Garden*. Oxford: Oxford University Press, 2000（榊原胖夫・明石紀雄訳『楽園と機械文明』研究社出版、1972年）.

Rosset, Peter M. *The Multiple Functions and Benefits of Small Farm Agriculture*. Oakland: Food First, 1999. 著者は、大規模農場に比べて多様な小規模農場が実は効率が高いと指摘している。

Sligh, Michael, and Carolyn Christman. *Who Owns Organic?* Pittsboro, NC: RAFI-USA, 2003.

Stoll, Steven. *The Fruits of Natural Advantage: Making the Industrial Countryside in California*. Berkeley: University of California Press, 1998.

Tilman, David. "The Greening of the Green Revolution," *Nature*, Vol. 396, November 19, 1998.

Wargo, John. *Our Children's Toxic Legacy*. New Haven: Yale University Press, 1996.

Wirzba, Norman, ed. *The Essential Agrarian Reader*. Lexington, KY: University Press of Kentucky, 2003.

Wolfe, M. S. "Crop Strength Through Diversity," *Nature*, Vol. 406, No. 17, August 2000.

■従来農法と有機農法のエネルギー使用という複雑で議論の多いテーマについては、多数の資料源に頼った。デビッド・ピメンテル、レオポルドセンターのリッチ・ピローグ、ランド・インスティテュートのマーティー・ベンダー、カリフォルニア大学デイビス校のカレン・クロンスキーとピーター・リビングストン、そして粘り強い調査をしてくれた調査担当のチャド・ヒーターである。ピメンテルは有機レタス１ポンドの栽培・包装・洗浄・冷却・アメリカ内輸送にかかるエネルギーを算出してくれた。算出には彼のデータとアースバウンド社のご厚意で提供された情報が使

2005.
Berry, Wendell. *The Gift of Good Land*. San Francisco: North Point Press, 1981.
———. *Home Economics*. San Francisco: North Point Press, 1987.
———. *The Unsettling of America: Culture and Agriculture*. San Francisco: Sierra Club Books, 1977. 土壌の健康についてのアルバート・ハワード卿の引用は46ページにある。
Carbonaro, Marina, and Maria Mattera. "Polyphenoloxidase Activity and Polyphenol Levels in Organically and Conventionally Grown Peaches," *Food Chemistry*, Vol. 72, 2001, pp. 419-24.
Coleman, Eliot. "Can Organics Save the Family Farm?" *The Rake*. September 2004.
Curl, Cynthia L., et al. "Organophosphorus Pesticide Exposure of Urban and Suburban Pre-school Children with Organic and Conventional Diets," *Environmental Health Perspectives*, Vol. 3, No. 3, March 2003.
Davis, Donald R., et al. "Changes in USDA Food Composition Data for 43 Garden Crops, 1950 to 1999," *Journal of the American College of Nutrition*, Vol. 23, No. 6, 2004, pp. 669-82.
———. "Trade-Offs in Agriculture and Nutrition," *Food Technology*, Vol. 59, No. 3, p. 120.
Dewhurst, R. J., et al. "Comparison of Grass and Legume Silages for Milk Production," *Journal of Dairy Science*, Vol. 86, No. 8, 2003, pp. 2598-611.
Diamond Jared. *Collapse: How Societies Choose to Fail or Succeed*. New York: Viking, 2005（楡井浩一訳『文明崩壊——滅亡と存続の命運を分けるもの（上・下）』草思社、2005年）.
Freyfogle, Eric T., ed. *The New Agrarianism: Land, Culture, and the Community of Life*. Washington, D.C.: Island Press, 2001.
Guthman, Julie. *Agrarian Dreams*. Berkeley: University of California Press, 2004.
Harvey, Graham. *The Forgiveness of Nature: The Story of Grass*. London: Jonathan Cape/Random House, 2001. 腐植についての議論は第17章300～319ページを参照。
Hayes, Tyrone, et al. "Atrazine-Induced Hermaphroditism at 0.1 PPB in American Frogs (*Rana pipiens*): Laboratory and Field Evidence," *Environmental Health Perspectives*, Vol. 3, No. 4, April 2003.
———. "There Is No Denying This: Defusing the Confusion about Atrazine," *BioScience*, Vol. 54, No. 12, December 2004.
Howard, Sir Albert. *An Agricultural Testament*. New York: Oxford University Press, 1943（保田茂監訳『農業聖典』日本有機農業研究会、2003年）.
———. *The Soil and Health*. New York: Schocten, 1972（横井利直ほか訳『ハワードの有機農業（上・下）』日本有機農業研究会、2002年）.

第９章　ビッグ・オーガニック

■本章の一部は、『ニューヨーク・タイムズ・マガジン』誌に私が寄せた有機食品の工業化についての記事（May 13, 2001）をもとにしている。オーガニック運動について最も有益な情報を提供してくれた各人は、下記の通りである。ジョーン・グッソウ、アイオワ州立大学レオポルドセンターのフレッド・カーシェンマン（http://www.leopold.iastate.edu）、有機農業研究協会のボブ・スコークロフト、ETC（http://www.etcgroup.org）のマイケル・スライとホープ・シャンド、故ベッツィー・ライドン、農場主であり著作家でもあるエリオット・コールマン、農場主ウッディー・デリックス、農場主トム・ウィリーとデニス・ウィリー、農場主ワレン・ウェーバー、農場主であり著作家でもあるマイケル・エーブルマン、アースバウンド・ファーム社のドリュー・グッドマンとマイラ・グッドマン、およびマーク・メリノ、オーガニックバレー社のジョージ・シーメンス、グリーンウェイ・オーガニック社のジョン・ディーナー、ゼネラルミルズ社のジーン・カーン、ミゲル・アルティエリ、ジュリー・グスマン、ピーター・ロセット、チャールズ・ベンブルック、ロジャー・ブロバーム、マリア・ロデイル。有機と従来農法の農産物を比較した科学学術論文などは下記に記した。その他はオーガニックセンターのウェブサイト（http://www.organic-center.org）にある。

Altieri, Miguel. *Agroecology: The Science of Sustainable Agriculture.* Boulder, CO: Westview Press, 1995.

―――――. "The Ecological Role of Biodiversity in Agroecosystems," *Agric. Ecosyst. and Env.*, Vol. 74, 1999, pp. 19-31.

Asami, Danny K., et al. "Comparison of the Total Phenolic and Ascorbic Acid Content of Free-Dried and Air-Dried Marionberry, Strawberry, and Corn Using Conventional, Organic, and Sustainable Agricultural Practices," *Journal of Agricultural and Food Chemistry*, Vol. 51, 2003, pp. 1237-41. この研究について私は比較的長く記述している。

Barron, R. C., ed. *The Garden and Farm Books of Thomas Jefferson.* Golden, CO: Fulcrum, 1987. ジェファーソンは娘への手紙のなかで、彼女が訴えた昆虫に関する問題は土壌が枯れてしまった結果かもしれないと述べている。156ページを参照。この一節について教えてくれたのは、エリオット・コールマンである。

Belasco, Warren. *Appetite for Change: How the Counterculture Took on the Food Industry 1966-1988.* New York: Pantheon, 1989（加藤信一郎訳『ナチュラルとヘルシー――アメリカ食品産業の変革』新宿書房、1993年）. ベラスコは、説得力ある筆致で有機食品のルーツを1960年代のカウンターカルチャー運動まで追跡している。人民公園と菜園の現在についての記述は原書19～22ページにある。

Benbrook, Charles M. *Elevating Antioxidant Levels in Food Through Organic Farming and Food Processing: An Organic Center State of Science Review.* Foster, RI: Organic Center,

Schlosser, Eric. *Fast Food Nation*. Boston: Houghton Mifflin, 2001（楡井浩一訳『ファストフードが世界を食いつくす』草思社、2001年）.
■エタノールと大気汚染については下記を参照。
Libecap, Gary D. "Environmental Phantasm: Political Forces Keep Dreams of Ethanol Alive," *PERC Reports*, Vol. 21, No. 2, June 2003.
シエラクラブのウェブサイト (http://www. sierraclub.org).

第2部 牧　草——田園の食物連鎖

第8章 人はみな草のごとく

■田園の伝統については、レオ・マークスが貴重な著者である。農業、牧草、動物とジョエル・サルトンについてはサルトンの著作から多くを学んだ。サルトンは読者を常に楽しませてくれる著作家であり、鶏を飼養する予定のない読者でも、その著作は読む価値がある。牧草農家を対象にアラン・ネーションが発行する月刊小新聞 *Stockman Grass Farmer* は、牧草農業に関する情報発信源として欠かせない媒体である。

Klinkenborg, Verlyn. *Making Hay*. Guilford, CT: Lyons Press, 1997.
Marx, Leo. *The Machine in the Garden*. Oxford: Oxford University Press, 2000（榊原胖夫・明石紀雄訳『楽園と機械文明』研究社出版、1972年）. ヘンリー・ジェイムズの引用は原書352ページにある。
Pollan, Michael. " Sustaining Vision," *Gourmet*, September 2002.
Salatin, Joel. *Family Friendly Farming*. Swoope, VA: Polyface, 2001.
———. *Holy Cows & Hog Heaven: The Food Buyer's Guide to Farm Friendly Food*. Swoope, VA: Polyface, 2004.
———. *Pastured Poultry Profit$: Net $25,000 in 6 Months on 20 Acres*. Swoope, VA: Polyface, 1996.
———. *Polyface Farm* (video: Moonstar Films, http://www.moonstarfilms.com, undated).
———. *$alad Bar Beef*. Swoope, VA: Polyface, 1995.
———. *You Can Farm: The Entrepreneur's Guide to Start and $ucceed in a Farming Enterprise*. Swoope, VA: Polyface, 1998.
Virgil. *Ecologues, Georgics, Aeneid 1-6*, Vol. 1. trans. by H. Rushton Fairclough, Cambridge, MA: Harvard University Press, 1986（小川正廣訳『牧歌／農耕詩』京都大学学術出版会、2004年; 岡道男・高橋宏幸訳『アエネーイス』京都大学学術出版会、2001年）.
Williams, Raymond. *The Country and the City*. New York: Oxford University Press, 1973（山本和平訳『田舎と都会』晶文社、1985年）.

満大国となったのか』バジリコ、2003年）.
Drewnowski, Adam, and S. E. Specter. "Poverty and Obesity: The Role of Energy Density and Energy Costs in the American," *American Journal of Clinical Nutrition,* Vol. 79, January 2004, pp. 6-16. スーパーの各売り場で、１ドルにつき、どれぐらいどのような種類のカロリーが買えるかを研究した重要な論文。
Kroc, Ray. *Grinding It Out: The Making of McDonald's*. Chicago: Contemporary Books, 1977（野崎稚恵訳『成功はゴミ箱の中に　レイ・クロック自伝――世界一、億万長者を生んだ男　マクドナルド創業者』プレジデント社、2007年）.
Lender, Mark E., and James Kirby Martin. *Drinking in America: A History*. New York: The Free Press, 1982.
Logsdon, Gene. *Good Spirits: A New Look at Ol' Demon Alcohol*. White River Junction, VT: Chelsea Green, 1999.
Love, John F. *McDonald's: Behind the Arches*. New York: Bantam, 1986（徳岡孝夫訳『マクドナルド――わが豊饒の人材』ダイヤモンド社、1987年）. 著者はデビッド・ウォラースタインについて原書296～297ページで触れている。
Narayan, K. M. Venkat, et al. "Lifetime Risk for Diabetes Mellitus in the United States," *Journal of the American Medical Association*, Vol. 290, 2003, pp. 1884-90.
Nestle, Marion. *Food Politics*. Berkeley: University of California Press, 2002（三宅真季子・鈴木眞理子訳『フード・ポリティクス――肥満社会と食品産業』新曜社、2005年）.
Pollan, Michael. "The (Agri) Cultural Contradictions of Obesity," *New York Times Magazine*, October 12, 2003. 本章は、この記事に加筆したものである。
――――. *The Botany of Desire*. New York: Random House, 2001（西田佐知子訳『欲望の植物誌――人をあやつる４つの植物』八坂書房、2003年）. リンゴの章にある甘さについての記述、および甘さに関する参考文献を参照のこと。
Rorabaugh, W. J. *The Alcoholic Republic: An American Tradition*. Oxford: Oxford University Press, 1979. アメリカ独立革命から禁酒運動まで、アメリカ人の飲酒嗜好について驚くべき事実が書かれている。当時のアメリカのアルコール消費については同書を参考にした。ウィリアム・コベットの引用は59ページ。
Satcher, David. "The Surgeon General's Call to Action to Prevent and Decrease Overweight and Obesity," Washington, D.C.: U.S. Department of Health and Human Services, 2001. ウェブサイト（http://www.surgeongeneral.gov）でも入手可能。
Winson, Anthony. "Bringing Political Economy into the Debate on the Obesity Epidemic," *Agriculture and Human Values*, Vol. 21, 2004, pp. 299-312.

第７章　食　事――ファストフード

"A Full Serving of Nutrition Facts," pamphlet published by McDonald's, 2003.

Ford, Brian J. *The Future of Food*. New York: Thames & Hudson, 2000.

Goodman, Michael, and Michael Redclift. *Refashioning Nature: Food, Ecology, and Culture*. London: Routledge, 1991.

Gussow, Joan Dye, ed. *The Feeding Web: Issues in Nutritional Ecology*. Palo Alto, CA: Bull Publishing, 1978. 同書は食の問題の全般に関する貴重なアンソロジーである（残念ながら現在は絶版）。アメリカにおける食にまつわる政治や生態学に対する議論の大半は1970年代の議論の再開だと思い出させてくれる。食品のアイデンティティと原料の関係に関する引用と、IFFの年報からの引用は、この著者のエッセイ "Whatever Happened to Food? Or Does It Pay to Fool with Mother Nature?" の200～204ページにある。

Levenstein, Harvey. *Paradox of Plenty*. Berkeley: University of California Press, 2003.

———. *Revolution at the Table: The Transformation of the American Diet*. Berkeley: University of California Press, 2003.

Nestle, Marion. *Food Politics*. Berkeley: University of California Press, 2002（三宅真季子・鈴木眞理子訳『フード・ポリティクス――肥満社会と食品産業』新曜社、2005年）.

Pollan, Michael. "Naturally," *New York Times Magazine*, May 13, 2001.

———. "The Futures of Food," *New York Times Magazine*, May 4, 2003.

———. "The (Agri) Cultural Contradictions of Obesity," *New York Times Magazine*, October 12, 2003.

Schlosser, Eric. *Fast Food Nation*. Boston: Houghton Mifflin, 2001（楡井浩一訳『ファストフードが世界を食いつくす』草思社、2001年）.

Tannahill, Reay. *Food in History*. New York: Stein and Day, 1973. 石油からステーキをつくる箇所は394ページ。

Tisdale, Sally. *The Best Thing I Ever Tasted: The Secret of Food*. New York: Riverhead, 2001. 食べ物の加工が自然の移り変わりから人間を解放することについてのイタリアの食物史家マッシモ・モンタナーリの引用は66ページにある。

第6章　消費者――肥満共和国

Bray, George, et al. "Consumption of High-fructose Corn Syrup in Beverages May Play a Role in Epidemic of Obesity," *American Journal of Clinical Nutrition*, Vol. 79, 2004, pp. 537-43.

Brownell, Kelly D., and Katherine Battle Horgen. *Food Fight: The Inside Story of the Food Industry, America's Obesity Crisis, and What We Can Do about It*. Chicago: Contemporary Books, 2004.

Critser, Greg. *Fat Land: How Americans Became the Fattest People in the World*. Boston: Houghton Mifflin, 2003（竹迫仁子訳『デブの帝国――いかにしてアメリカは肥

Manning, Richard. *Grassland: The History, Biology, and Promise of the American Prairie*. New York: Penguin, 1997.
Nierenberg, Danielle. *Happier Meals: Rethinking the Global Meat Industry*. Washington, D.C.: Worldwatch Institute, 2005.
O'Brien, Dan. *Buffalo for the Broken Heart: Restoring Life to a Black Hills Ranch*. New York: Random House, 2001. 畜牛業に対する牧場主の見解と、その見通しの明るい代替についての著作。同著者の牧場は、ブレア兄弟の牧場とフェンスを共有している。
Ozeki, Ruth L. *My Year of Meats*. New York: Penguin, 1999（佐竹史子訳『イヤー・オブ・ミート』アーティストハウス、1999年）. アメリカの食肉業界についての、非常に面白くよく調査された小説。
Rampton, Sheldon, and John Stauber. *Mad Cow U.S.A.: Could the Nightmare Happen Here?* Monroe, ME: Common Courage Press, 1997（荒木創造訳『隠されている狂牛病』道出版、2002年）.
Rifkin, Jeremy. *Beyond Beef*. New York: Plume, 1993（北濃秋子訳『脱牛肉文明への挑戦――繁栄と健康の神話を撃つ』ダイヤモンド社、1993年）.
Russell, James B. *Rumen Microbiology and Its Role in Ruminant Nutrition*. Ithaca, NY: Self-published, 2002.
Schell, Orville. *Modern Meat: Antibiotics, Hormones, and the Pharmaceutical Farm*. New York: Vintage, 1985.
Schlosser, Eric. *Fast Food Nation*. Boston: Houghton Mifflin, 2001（楡井浩一訳『ファストフードが世界を食いつくす』草思社、2001年）.
Sinclair, Upton. *The Jungle*. London: Penguin, 1985（大井浩二訳『ジャングル』松柏社、2009年）.
Smil, Vaclav. *Feeding the World: A Challenge for the Twenty-First Century*. Cambridge, MA: M.I.T. Press, 2000（逸見謙三・柳澤和夫訳『世界を養う――環境と両立した農業と健康な食事を求めて』食料・農業政策研究センター、2003年）.

第５章　加工工場――トウモロコシで複雑な食品をつくる

■食品加工の背景にある規則について私は何度か書いているが（記事は下記の通り）、以下から大きな恩恵を受けている。栄養学者マリオン・ネスルとジョーン・グッソウとの会話、および *Food Technology* (Institute of Food Technologists, Chicago) などの業界誌である。アイオワ州立大学の作物利用研究センターのラリー・ジョンソンは、時間と専門知識を惜しみなく与え、トウモロコシと大豆の湿式製粉について私が知りたいことすべてを見せて教えてくれた。トウモロコシ精製者協会（http://www.corn.org）は、トウモロコシ精製の歴史、技術、製品の貴重な情報源である。特に年報は興味深い統計と歴史を集めた貴重な資料である。

けれども、様々な公式や状況や、もちろん用語も恐ろしいほど複雑であり、私の計算に過度な簡易化や誤りがあっても、ネイラーもダッフィーもその責任を負うものではない。郡の目標価格と私が書いたのは、要するに市場目標価格であるが、同プログラムは融資を魅力的ではないようにするためにつくられているので（かつての無償還融資とは異なり）、この表現は混乱を招くものとなっている。この価格レベルは、農務省がかつて農家に無償還融資を提供することにより設定した商品価格の下限という意味での目標価格ではないことを、理解しなければならない。

第4章　肥育場——トウモロコシで肉をつくる

■本章は、『ニューヨーク・タイムズ』紙に私が寄せた "Power Steer" (March 31, 2002) に基づいて執筆したものである。畜牛およびアメリカの畜産業界について調べる過程で、多くを教示してくれた人たちは以下の通りである。オークランドのナイマン牧場のビル・ナイマン、カンザスの肥育場主マイク・カリクレート、コロラドの牧場主デール・ラシター、動物専門家テンプル・グランディン (http://www.grandin.com)、サウスダコタのバイソン牧場主であり著作家でもあるダン・オブライエン、コーネル大学の微生物学者ジェームス・ラッセル、そして本章に登場する、サウスダコタの牧場主リッチ・ブレアとエド・ブレア。

■参考文献は下記の通り。

Carlson, Laurie Winn. *Cattle: An Informal Social History*. Chicago: Ivan R. Dee, 2001.

Durning, Alan B., and Holly B. Brough. *Taking Stock: Animal Farming and the Environment*. Washington, D.C.: World Watch Institute, 1991.

Engel, Cindy. *Wild Health: How Animals Keep Themselves Well and What We Can Learn from Them*. Boston: Houghton Mifflin, 2002（羽田節子訳『動物たちの自然健康法——野生の知恵に学ぶ』紀伊國屋書店、2003年）.

Frazier, Ian. *Great Plains*. New York: Picador, 1989.

Grandin, Temple. *Animal Handling in Meat Plants* (video: Grandin Livestock Handling System, http://www.grandin.com, undated).

Johnson, James R., and Gary E. Larson. *Grassland Plants of South Dakota and the Northern Great Plains*. Brookings, SD: South Dakota State University, 1999.

Hamilton, Doug. *Modern Meat* (a documentary for *Frontline*; aired on PBS, April 18, 2002).

Lappé, Frances Moore. *Diet for a Small Planet*. New York: Ballantine Books, 1991（奥沢喜久栄訳『小さな惑星の緑の食卓——現代人のライフ・スタイルをかえる新食物読本』講談社、1982年）. 牛肉に対する依然として最も強力な反論。ただし、著者の議論は穀物を基盤にした生産システムに基づいている。

Luttwak, Edward. "Sane Cows, or BSE Isn't the Worst of It," *London Review of Books*, Vol. 23, No. 3, February 8, 2001.

Critser, Greg. *Fat Land: How Americans Became the Fattest People in the World*. Boston: Houghton Mifflin, 2003（竹迫仁子訳『デブの帝国――いかにしてアメリカは肥満大国となったのか』バジリコ、2003年）. クライツァーは1970年代以降の農政の歴史をまとめ、それが現在の余剰食料を招き、肥満の大流行につながったと論じている。

Duscha, Julius. "Up, Up, Up: Butz Makes Hay Down on the Farm," *New York Times Magazine*, April 16, 1972.

Rasmussen, Wayne D., and Gladys L. Baker. *Price Support and Adjustment Programs from 1933 through 1978: A Short History*. Washington, D.C.: USDA Economics, Statistics and Cooperatives Service, 1978.

Ritchie, Mark. *The Loss of Our Family Farms: Inevitable Results or Conscious Policies? A Look at the Origins of Government Policies for Agriculture*. Minneapolis: League of Rural Voters, 1979. 同氏からは経済開発委員会の政策綱領のアーカイブも見せていただいた。同委員会は1950～70年代、影響力を誇った業界団体であり、ニューディール農業政策を崩そうとする動きを率いた。"Toward a Realistic Farm Program" (1967) および "A New U.S. Farm Policy for Changing World Food Needs" (1974) を参照のこと。

———, et al. *United States Dumping on World Agricultural Markets*. Minneapolis: Institute for Agriculture and Trade Policy, 2003.

第３章　カントリーエレベータ

■カーギル社とADM社の手を通るトウモロコシの量の推計は、リチャード・マニングのレポート (*Against the Grain*, 2004) と、アレクサンダー・コックバーンとジェフリー・セントクレアの推計 (*Counterpunch*, November 20, 1999) による。前者はADM社が全米のトウモロコシの12％を買い付け、後者はカーギル社が23％を買い付けるという数字を出している。

Cronon, William. *Nature's Metropolis: Chicago and the Great West*. New York: W.W. Norton, 1991.

Kneen, Brewster. *Invisible Giant: Cargill and Its Transnational Strategies*. London: Pluto Press, 2002.

Manning, Richard. *Against the Grain*. New York: North Point Press, 2004. マニングは137ページでバイオマスの比喩を使って余剰商品穀物について説明している。

Sahagún, B. *Florentine Codex: A General History of the Things of New Spain*, 12 Vols. trans. by A. J. O. Anderson, and C. E. Dibble, Santa Fe, NM: School of American Research and University of Utah, pp. 1950-69.

■マイケル・ダッフィーとジョージ・ネイラーは、農場主が１ブッシェルのトウモロコシから市場と政府から受けとる正確な額について見極める手伝いをしてくれた。

———. *Feeding the World: A challenge for the Twenty-First Century*. Cambridge, MA: M. I.T. Press, 2000（逸見謙三・柳澤和夫訳『世界を養う——環境と両立した農業と健康な食事を求めて』食料・農業政策研究センター、2003年）.

Wargo, John. *Our Children's Toxic Legacy*. New Haven: Yale University Press, 1996. 殺虫剤の規制と生物学についての重要な文献。

■個々の殺虫剤については、農薬行動ネットワーク (http://www.panna.org) を参照のこと。アメリカのトウモロコシ農場に最もよく使用されるアトラジンについては、次の文献を参照のこと。

Hayes, Tyrone, et al. "Atrazine-Induced Hermaphroditism at 0.1 PPB in American Frogs (Rana pipiens): Laboratory and Field Evidence," *Environmental Health Perspectives*, Vol. 3, No. 4, Apri1 2003.

Hayes, Tyrone B. "There Is No Denying This: Defusing the Confusion about Atrazine," *BioScience*, Vol. 54, No. 12, December 2004.

■工業的農業の化石燃料への依存については、気が遠くなるほど豊富な数の文献がある。ランド・インスティテュートのマーティー・ベンダーと、コーネル大学のデビッド・ピメンテルは、たくさんの複雑な情報を整理することに手を貸してくれた。1ブッシェルのトウモロコシを育てるのに1リットル前後（0.25ガロン）の石油が必要になるという計算は、リカルド・サルバドールの未発表の研究によるものである（既出のサルバドールのウェブサイトを参照のこと）。デビッド・ピメンテルらは、"Environmental, Energetic, and Economic Comparisons of Organic and Conventional Farming Systems," *BioScience*, Vol. 55, No. 7, July 2005で1.25リットル（0.33ガロン）という数字を出している。農業におけるエネルギー使用に関する情報全般については、参考文献の第9章の項を参照のこと。

■同様に、いらだたしいほど複雑な政府の農業政策についても、私は数多くの優れた教師を得た。まず誰よりもジョージ・ネイラーその人であり、またネイラーが会長を務める全米家族農場連合 (http://www.nffc.net) のスタッフである。このテーマについてのその他の資料は下記の通り（第3章の資料でもある）。

Michael Duffy, Iowa State (http://www.sust.ag.iastate.edu/gpsa/faculty/duffy.html).

Daryll Ray, University of Tennesse Institute of Agriculture (http://www.agpolicy.org). 特に"Rethinking US Agricultural Policy: Changing Course to Secure Farmer Livelihoods Worldwide"を参照のこと（2003年9月、同研究所の農業政策分析センターから発行。http://www.agpolicy.org/blueprint.htmlを参照のこと）。

Dan McGuire, American Corngrower's Association (http://www.acga.org). 同氏からはご厚意により1930年代からのアメリカ農業政策の歴史に関する文書のアーカイブを見せていただいた。

Mark Ritchie, Institute for Agriculture and Trade Policy (http://www.iatp.org).

■農業政策の歴史に関するほかの文献は下記の通り。

Sons, 1949.
Weatherford, Jack. *Indian Givers: How the Indians of the Americas Transformed the World.* New York: Crown, 1988（小池佑二訳『アメリカ先住民の貢献』パピルス、1996年）.
Will, George F., and George E. hyde. *Corn among the Indians of the Upper Missouri.* Lincoln: University of Nebraska Press, 1917.

第2章　農　場

■アメリカにおける商品としてのトウモロコシの歴史と仕組みについて最も優れた説明を提示しているのは、中西部商品保護イニシャティブの委託を受けてリチャード・マニングとC・フォード・ラングが行った一連の研究である。同イニシャティブは世界自然保護基金、アメリカ農地トラスト、およびヘンリー・A・ウォレス農業環境政策センターの共同プロジェクトである。この研究3件はいずれも http://www.worldwildlife.org/commerce に掲載。

Manning, Richard. *Commodities, Consensus, and Conservation: A Search for Opportunities.* April 2001.
———. *The Framework of a Commodities System*. April 2001.
Runge, C. Ford. King *Corn: The History, Trade, and Environmental Consequences of Corn (Maize) Production in the United States*. September 2002.

■工業的農業の台頭については、下記の文献も参考にした。

Kimbrell, Andrew. *The Fatal Harvest Reader: The Tragedy of Industrial Agriculture.* Washington, D.C.: Island Press, 2002.
Manning, Richard. *Against the Grain*. New York: North Point Press, 2004.
Morgan, Dan. *Merchants of Grain*. New York: Viking, 1979.
Russell, Edmund. *War and Nature: Fighting Humans and Insects with Chemicals from World War I to Silent Spring.* Cambridge, U.K.: Cambridge University Press, 2001.
Schwab, Jim. *Raising Less Corn and More Hell: Midwestern Farmers Speak Out*. Urbana: University of Illinois Press, 1988. 111ページのジョージ・ネイラーのインタビューを参照。
Scott, James. *Seeing Like a State: How Certain Schemes to Improve the Human Condition Have Failed.* New Haven: Yale University Press, 1998. 人類学・政治学者である著者は、工業的農業を建築や旧ソ連の集産主義などほかの近代体制という背景で浮き彫りにしている。
Smil, Vaclav. *Enriching the Earth: Fritz Haber, Carl Bosch, and the Transformation of World Food Production*. Cambridge, MA: M.I.T. Press, 2001. フリッツ・ハーバーの一生と功績について書かれた重要な一冊。合成窒素の技術について説明し、それが環境と世界の人口に及ぼす影響について追究されている。

第1部　トウモロコシ――工業の食物連鎖

第1章　植　物――アメリカを牛耳るトウモロコシ

■トウモロコシの自然・社会史については、下記の文献のほかにもアイオワ州立大学のリカルド・サルバドール（http://www.public.iastate.edu/˜rjsalvad/home.html）、およびカリフォルニア大学バークレー校のイグナシオ・チャペラとの会話から多くを学んだ。チャペラが紹介してくれたトッド・ドーソンはC4植物についての理解を助けてくれただけでなく、大学研究室の質量分析計を使って、様々な食品や毛髪サンプルのトウモロコシ由来の数値を調べてくれた。

■トウモロコシの歴史について最も重要な文献は下記の通り。

Fussell, Betty. *The Story of Corn*. New York: Knopf, 1992. コロンブスの引用は17ページに、小麦とトウモロコシの消費量の統計については215ページに記載。

Warman, Arturo. *Corn & Capitalism: How a Botanical Bastard Grew to Global Dominance*. trans. by Nancy L. Westrate, Chapel Hill: University of North Carolina Press, 2003.

■トウモロコシの歴史に関して役立ったその他の文献は下記の通り。

Anderson, Edgar. *Plants, Man and Life*. Berkeley: University of California Press, 1952.

Crosby, Alfred W. *Germs, Seeds & Animals: Studies in Ecological History*. Armonk, NY: M. E. Sharpe, 1994.

———. *Ecological Imperialism: The Biological Expansion of Europe, 900-1900*. Cambridge, U.K.: Cambridge University Press, 1986.

Diamond, Jared. *Guns, Germs, and Steel*. New York: W.W. Norton, 1997.

Eisenberg, Evan. *The Ecology of Eden*. New York: Alfred A. Knopf, 1998. イネ科植物と人類の共進化関係についての優れた資料。

Iltis, Hugh H. "From Teosinte to Maize: The Catastrophic Sexual Mutation," *Science*, Vol. 222, No. 4626, November 25, 1983.

Mann, Charles C. *1491: New Revelations of the Americas Before Columbus*. New York: Alfred A. Knopf, 2005（布施由紀子訳『1491――先コロンブス期アメリカ大陸をめぐる新発見』日本放送出版協会、2007年）. トウモロコシの進化的起源と、先コロンブス期のトウモロコシ農耕についての優れた情報。

Nabhan, G. P. *Enduring Seeds: Native American Agriculture and Wild Plant Conservation*. San Francisco: North Point Press, 1989.

Rifkin, Jeremy. *Beyond Beef: The Rise and Fall of the Cattle Culture*. New York: Plume, 1993（北濃秋子訳『脱牛肉文明への挑戦――繁栄と健康の神話を撃つ』ダイヤモンド社、1993年）. シェリダン将軍の引用は原書78ページ。

Sargent, Frederick. *Corn Plants: Their Uses and Ways of Life*. Boston: Houghton Mifflin, 1901.

Wallace, H. A., and E. N. Bressman. *Corn and Corn Growing*. New York: John Wiley &

参考文献

下記は、本書で引用した主な文献や、事実関係を提供し、私の理解に影響を与えた文献を各章ごとにまとめたものである。各ウェブサイトのURLは、2005年11月現在のものである。文献中、私自身が書いた記事などについては、私のウェブサイト (http://www.michaelpollan.com) を参照のこと。

序　章　摂食障害に病むアメリカ

Berry, Wendell. "The Pleasures of Eating," in *What Are People For?* New York: North Point Press, 1990, pp. 145-52.

Kass, Leon. *The Hungry Soul.* New York: The Free Press, 1994（工藤政司・小沢喬訳『飢えたる魂――食の哲学』法政大学出版局、2002年）. ウィリアム・ラルフ・インジの引用は、同書からとった。同書は人間独特の食がいかに人間を特徴づけるのか、素晴らしく示唆的で哲学的な問いを投げかけている。

Levy, Ariel. "Carb Panic," *New York*, December 12, 2002.

Nestle, Marion. *Food Politics.* Berkeley: University of California Press, 2002（三宅真季子・鈴木眞理子訳『フード・ポリティクス――肥満社会と食品産業』新曜社、2005年）.

Rozin, Paul. "The Selection of Foods by Rats, Humans, and Other Animals," in *Advances in the Study of Behavior.* Vol. 6, eds. by J. Rosenblatt, R. A. Hide, C. Beer, and E. Shaw, New York: Academic Press, 1976, pp. 21-76.

———. "Food Is Fundamental, Fun, Frightening, and Far-Reaching," *Social Research,* Vol. 66, No.1, Spring 1999. 優れたエッセイを多数集めた食べ物についての特集号である。

Taubes, Gary. "What If Fat Doesn't Make You Fat?" *New York Times Magazine*, July 7, 2002.

マ　行

ハ 行

ナ 行

タ 行

サ　行

カ　行

索　引

（㊤は上巻、㊦は下巻のページ数）

著者紹介

マイケル・ポーラン

ジャーナリスト．食や農，ガーデニングなど人間と自然界が交わる世界を書き続け，ジェームス・ビアード賞，ジョン・ボローズ賞，QPB ニュー・ビジョン賞，ロイター＆国際自然保護連合環境ジャーナリズム・グローバル賞，全米人道協会ジェネシス賞など数々の賞を受賞．本書でも，カリフォルニア・ブック賞，北カリフォルニア・ブック賞，ジェームス・ビアード賞を受賞している．著書に『ガーデニングに心満つる日』『欲望の植物誌』『ヘルシーな加工食品はかなりヤバい』などがある．また，カリフォルニア大学バークレー校大学院でジャーナリズムの教鞭をとるとともに，食や農を中心に講演活動を行っている．妻で画家のジュディス・ベルザーと息子アイザックとバークレー在住．

訳者紹介

ラッセル秀子

翻訳家．聖心女子大学卒．米国モントレー国際大学院修士課程修了．フリーランス通訳を経て，翻訳業にたずさわる．訳書に『ツール・ド・フランス　勝利の礎』（アメリカン・ブック＆シネマ，2008年），『天使に会いました』（ハート出版，2008年）がある．また，ビジネス，医療，教育，観光，スポーツなど幅広い分野で実務翻訳を行うとともに，米国モントレー国際大学院の非常勤講師として英日翻訳を指導している．アメリカ在住．

雑食動物のジレンマ（下）

2009年11月5日　発行

訳者　ラッセル秀子《ひでこ》
発行者　柴生田晴四
〒103-8345
発行所　東京都中央区日本橋本石町1-2-1　東洋経済新報社
電話　東洋経済コールセンター03(5605)7021　振替00130-5-6518
印刷・製本　丸井工文社

Printed in Japan　ISBN 978-4-492-04353-0　http://www.toyokeizai.net/